上海市第一人民医院
"医脉相承"系列丛书

黄陈 主编

『肠』享未来

早期筛查
早诊断 早治疗

U0188299

上海科学技术出版社

图书在版编目（CIP）数据

"肠"享未来 / 黄陈主编. -- 上海 ：上海科学技术出版社，2024. 12. --（上海市第一人民医院"医脉相承"系列丛书）. -- ISBN 978-7-5478-6846-1

Ⅰ. R735.3

中国国家版本馆CIP数据核字第2024AD0503号

"肠"享未来

黄　陈　主编

上海世纪出版（集团）有限公司

上海 科 学 技 术 出 版 社　出版、发行

（上海市闵行区号景路 159 弄 A 座 9F-10F）

邮政编码 201101　　www. sstp. cn

江阴金马印刷有限公司印刷

开本 787×1092　1/16　印张 8.25

字数 110 千字

2024 年 12 月第 1 版　2024 年 12 月第 1 次印刷

ISBN 978-7-5478-6846-1/R·3120

定价：58.00 元

_____

本书如有缺页、错装或坏损等严重质量问题，请向工厂联系调换

本书编委会

主 编
黄 陈

审 订
裴正军

编写人员
（按姓氏拼音排序）

陈赟琪　程 成　丁泽浩　董育玮　冯 赟
金立华　林 欢　卢战军　那迪娜　沈嘉晨
时天霁　孙菊芳　孙思隽　台 瑞　王馨媛
王悦玲　温 钰　徐凯峰　张 俊　张 娴
郑 扬

编写秘书
孙思隽

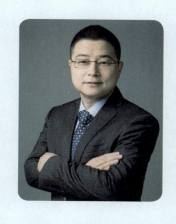

黄陈 主任医师、博士生导师、博士后合作导师，上海交通大学医学院附属第一人民医院胃肠外科主任、胃癌综合诊治中心主任，上海交通大学文治讲堂特聘教授。美国 MD 安德森癌症中心博士后、日本国立癌症中心访问学者。

长期从事胃肠肿瘤微创外科治疗，在国内率先开展 AI 人眼追踪裸眼 3D 腹腔镜手术、第四代达芬奇机器人胃肠肿瘤手术。入选上海最佳胃肠外科医师、中国普通外科学术榜全国百强、上海市科技启明星、上海市浦江人才、上海市杰出青年医学人才、上海市卫生系统新优青人才、上海市人才发展资金计划、上海交通大学晨星学者、上海交通大学医学院研究型医师等。

任国家自然科学基金评审专家，教育部学位中心论文评审专家，中国临床肿瘤学会胃癌专家委员会委员，中国抗癌协会腹膜肿瘤专业委员会委员，中国医师协会结直肠肿瘤专委会委员、外科医师分会上消化道外科专家工作组专家委员、外科医师分会结直肠外科专家工作组专家委员、外科医师分会机器人外科专家工作组专家委员，上海市医学会普外科分会委员，上海市医师协会普外科医师分会委员，上海市虹口区外科临床质控组长，上海市抗癌协会胃肠肿瘤腹腔镜专委会常务委员、胃癌专委会常务委员等。

总　序

　　1947 年，时任上海市第一人民医院（时称"公济医院"）院长的朱仰高有感于当时郊县居民缺医少药、求医无门之苦，将一辆 5 吨重的道奇卡车改装成了诊治功能一应俱全的"流动医院"。数年间，这所卡车上的"流动医院"每周日均开赴上海郊县乃至周边省市，布药施治、救死扶伤，开辟了我国送医下乡的先河。

　　时过境迁，如今我国医疗卫生事业已有了翻天覆地的变化。党的二十大报告指出，我国建成了世界上规模最大的医疗卫生体系。即便是乡野农村，非"流动医院"难以就医的窘境也已一去不复返。

　　在过去的几年里，我曾经多次带队前往井冈山、西柏坡、酒泉等相对边远的地区，为当地百姓开展义诊。据我所见，当地医疗卫生机构的硬件条件与"北上广"等医疗高地的差距已然不大。然而，我依然见到了不少因就医过晚而错失最佳治疗时机的患者，令人深感痛心。

　　痛定思痛，我想桎梏当地居民求医的主要因素之一，恐怕还是囿于健康观念和医学知识的匮乏。而这一难题，是十辆二十辆"流动医院"卡车都难以遽然解决的。

　　何以破此题？一词概之曰：科普。

　　上海市第一人民医院有着科普的"基因"。任廷桂、乐文照等医院老一辈专家均重视健康知识之宣教普及。时至如今，年轻一代的"市一人"也继承了先辈对科普的高度热情和专业精神，积极投身参加各类科普活动，获奖累累，普惠群众。

　　医学科普能够打破地域和资源的局限，将医药知识和健康理念

　　传递到千家万户，帮助民众早发现、早治疗疾病，尽可能减少患病带来的不良后果。同时增强民众对疾病的了解，有意识地进行自我健康管理。这正是医学科普工作的应有之义。

　　除了个体价值外，医学科普的价值在公共卫生视野中有着更深刻的体现。《"健康中国2030"规划纲要》提出，要"建立健全健康促进与教育体系，提高健康教育服务能力，从小抓起，普及健康科学知识。"这将医学科普提升到了国家战略的高度。在面对公共卫生事件时，高度的公众健康素养能够成为保障民众健康的坚实防线。而优秀的医学科普作品也能引导、激励更多人投身于医疗卫生事业。

　　正是出于以上原因，我自2020年起即组织上海市第一人民医院各科室专家，编撰"医脉相承"系列丛书。丛书的编纂秉持"以人民健康为中心"的理念，融合科学性、通俗性、教育性，内容涉及预防、疾病诊断、治疗、康复、健康管理等方面，囊括新生儿喂养、青少年斜弱视，成年人常见的甲状腺病、心脏病、脊柱疾病，以及高龄人群好发的骨质疏松、眼底病、白内障、肿瘤等疾病话题，是一套覆盖全生命周期的科普丛书。在编纂本丛书的过程中，我们得到了上海市卫健委、上海申康医院发展中心、上海市健康促进中心的大力支持和悉心指导，在此特向他们表示衷心的感谢。

　　我希望，"医脉相承"系列丛书能够以其通俗易懂的语言向公众传达最基础、最关键的医学知识，让他们"听得懂、学得会、用得上"，从而引导公众建立科学、文明、健康的生活方式，推进"以治病为中心"向"以人民健康为中心"的转变，让每位读者都有能力承担起自身健康的第一责任！

郑兴东

上海市第一人民医院院长

本书序

目前，我国结直肠癌的发病率和死亡率在所有恶性肿瘤中位居前列，是严重威胁我国人民生命与健康的重大疾病。

近年来，得益于体检和内镜筛查的推广，早期结直肠癌的检出率有所增高。随着治疗方法和技术的提升，结直肠癌患者的预后较以往也取得了显著改善。然而，癌症的形成是一个慢性迁延发展的过程，因此，从源头上预防、早期识别、积极面对和治疗，是降低结直肠癌发病率和死亡率的重要影响因素。

本书由上海交通大学医学院附属第一人民医院胃肠外科主任黄陈教授主持撰写。黄陈教授作为胃肠肿瘤诊治领域的中青年才俊，为本书的组织编写倾注了大量的心血与精力。本书着眼于结直肠癌的流行情况、发病机制、临床症状、诊断治疗、预后康复、预防措施等方面，从大众视角出发，采用通俗易懂的语言，配以相应图片，言简意赅地阐述了关键要点，避免了专业内容过于晦涩难懂，同时也保证了信息的全面性和准确性。本书中还介绍了当前结直肠癌诊断和治疗方面的新进展和新技术，旨在打破信息壁垒，让更多读者了解专业信息。

此外，本书的最后部分还分享了一些真实的临床故事，包括从良性疾病到恶性肿瘤发展的不同阶段，使读者跟着故事的主人公经历一次结直肠癌的诊治，收获重要的健康科普知识，从而更加了解"肠"、更加珍惜"肠"。

为了从源头上降低结直肠癌的发病率和死亡率，普及结直肠癌的预防、诊断、治疗等相关科普知识至关重要。我们需要消除大众"谈癌色变"的旧观念，让大众了解并认识结直肠癌，从预防、诊断、治疗三个方面入手，降低结直肠癌的发生率和死亡率，提高结直肠癌患者的早期诊断率和长期生存率，这正是"健康中国"计划的核心目标。

希望这本书能让您有所收获、有所触动，给您和家人的健康提供有益的指导和提醒，让我们一起"肠"享未来！

秦峰

上海市第一人民医院党委书记

结直肠癌是消化系统常见的恶性肿瘤，我国国家癌症中心最新的癌症统计数据显示，结直肠癌的发病率和死亡率在所有恶性肿瘤中分别位居第 2 位和第 4 位，并呈现出年轻化的趋势，严重威胁我国居民的生命与健康。

虽然，目前对于结直肠癌的治疗已经取得明显进步，患者的生存预后较以往也有明显的改善，但仍有较多患者因为缺乏医学专业知识，忽视病情或盲目就医，错过了最佳治疗时间，付出了沉重的代价。若要从源头上降低结直肠癌的发病率和死亡率，就需要普及结直肠癌的预防、诊治等科普知识，消除公众"谈癌色变"的旧观念，帮助公众打破信息壁垒，让更多人了解专业的医疗信息。

本书通过通俗易懂的文字、生动形象的图片、富有故事性的临床案例，详细介绍了结直肠的解剖结构和功能，以及结直肠癌的流行病学、发病机制、癌前病变、临床表现、诊断治疗、预后护理等内容，旨在帮助公众认识结直肠癌的危险因素，提高预防意识；引导结直肠癌高危人群关注早期症状，实现早诊早治；为结直肠癌患者及家属提供诊疗过程、治疗方法、复查计划、护理照护等方面的知识，以提高生活质量，增加治愈的可能性。

我们力求为结直肠癌知识的宣传和大众科普注入新思考和新活力，希望这本科普书籍能让您有所收获，给您和家人的健康提供有益的指导和提醒。书中难免有不足之处，敬请各位同仁和广大读者批评指正，不吝赐教。

目　录

三　结直肠癌的治疗与护理康复　　　　47

手术治疗、放疗、化疗、靶向治疗及免疫治疗等多种途径

治疗结直肠癌，个性化治疗方案为最佳

助力患者更有效地与医疗团队协作，共同抗击结直肠癌

四　他们的抗癌故事

从他们的患病经历中

我们能学到什么

从他们的患病经历中我们能学到什么

One 一

认识肠道与肠道健康

肠道大环境
了解它才能保障健康

1. 探索肠道的奇妙构造

结直肠，俗称大肠，是人体消化系统的重要组成部分。大肠位于消化道的下段，起于空肠的末端，止于肛管，长度为 1.5 米，整体粗细不一，口径较粗，肠壁相对较薄。从回肠末端开始，大肠可分为盲肠、阑尾、升结肠、横结肠、降结肠、乙状结肠、直肠和肛门等部分，其形态类似于一个环绕小肠的方框。

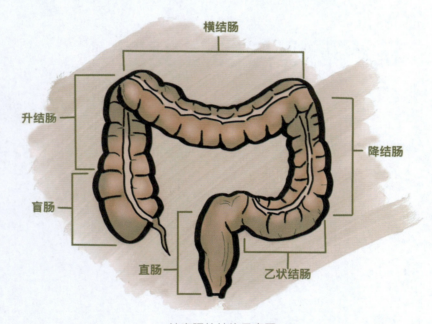

结直肠的结构示意图

除直肠、肛管和阑尾外，结肠和盲肠有三种特征性的结构，即结肠带、结肠袋和肠脂垂。结肠带沿着大肠的纵轴平行排列，分为独立带、网膜带和系膜带三条，三者汇聚于阑尾部，因此，可从这三条带子的汇聚处，判断大肠的起始位置。结肠袋是肠壁由横沟隔开并向外膨出的突起，这是由于结肠带较肠管短，使肠管皱缩所致。肠脂垂是结肠带两侧分布的小突起，主要由脂肪组织形成。

2. 揭秘肠道的神奇功能

　　肠道是人体重要的消化器官，特指从胃的幽门至肛门的消化道部分，其中大肠包括盲肠、结肠（升结肠、结肠肝曲、横结肠、结肠脾曲、降结肠和乙状结肠）和直肠。肠道的功能主要包括运动、分泌、消化、吸收、保护和清除废物等，其具体作用如下。

（1）吸收

　　食物中的大部分营养物质已在小肠的绒毛、微绒毛中被吸收，而大肠则进一步吸收食物残渣中的水分、电解质、维生素等。

（2）分泌

　　大肠上有许多杯状细胞分泌黏液，黏液不仅有助于润滑肠道，使粪便更容易通过，还是肠道化学屏障的一部分，防止有害物质和病原体的入侵。

（3）细菌屏障

　　肠道内的常驻菌群数量分布均相对稳定，形成的微生态系统则成为肠道有力的生物屏障。

（4）形成并储存粪便

　　食物残渣通过回盲瓣后，被大肠吸收了剩余的水分、电解质等，和脱落的肠上皮细胞及大量的细菌一起逐渐成形为固体粪便。大肠缓慢的运动形式则为粪便提供了暂时的储存空间。

（5）协助排便

　　排便是一个复杂的神经反射过程。我们清晨起床或进食，会刺激大肠运动，当粪便被推送到空虚的直肠时，会使直肠的压力增高，进而刺激神经中枢，从而产生便意。

特别提醒

由于忙碌的日常工作，人们常抑制便意，但长期如此会降低直肠对粪便压力的敏感性。因此，养成良好的排便习惯对预防直肠肛管疾病具有重要意义。

3. 探寻肠道微生物世界

在人体肠道内寄生着各种各样的微生物，它们被称为肠道菌群，包括双歧杆菌、乳酸杆菌等。肠道菌群在人体内发挥着重要的作用，它们可以合成人体所需的一些必需维生素及部分非必需氨基酸。这些肠道菌群按照一定的比例组合，共同维持着肠道菌群的平衡。

肠道菌群是一个庞大而又复杂的微生态系统，作为人体重要的"微生物器官"，他们之间可以相互交流、相互拮抗及协作，以维持相对平衡的状态，从而影响宿主的免疫、营养、代谢等诸多生理功能。肠道菌群参与人体各种代谢活动，以及能量的吸收和储存，对人类健康有着重要作用。许多膳食成分能够逃避上消化道中宿主酶的消化并到达大肠，被肠道菌群分解利用，改变肠道微生物群落组成的同时，产生短链脂肪酸等代谢产物，从而影响宿主肠道健康。此外，肠道菌群还与免疫系统相互作用，促进机体免疫系统的发育。

一般情况下，肠道的菌群大致分为有益菌群、条件致病菌群和致病菌群3种。

（1）有益菌群

有益菌群包括双歧杆菌、嗜酸乳杆菌、乳酸杆菌等，一般能够促进肠道蠕动，起到消化食物、帮助排泄等作用。若肠道的有益菌群较多，还可以预防肠道感染、提高人体免疫力。

（2）条件致病菌群

条件致病菌群有肠球菌、大肠杆菌、变形杆菌等。当肠道的有益菌群较多时，条件致病菌群通常能够稳定地与有益菌群共存。然而，如果饮食不当、抵抗力下降，造成肠道有益菌群被破坏时，条件致病菌群可能会导致肠道疾病，如肠炎，出现腹泻、腹痛等症状。

（3）致病菌群

致病菌群包括沙门菌、葡萄球菌、绿脓杆菌等，通常饮食不当、长期应用药物等原因可能会导致致病菌群进入肠道，引起肠道疾病，造成食物中毒、消化不良、营养不良等病症。

特别提醒

人体肠道内寄生的 10 万亿个细菌，不仅能影响人体的消化能力，还能抵御感染和自体免疫疾病的患病风险，甚至控制人体对癌症治疗药物的反应。肠道菌群与人体内外环境始终维持着动态平衡，与宿主保持着互惠互利的关系，一旦这种平衡被打破，就可能引起肠道菌群稳态的失调，进而诱发肥胖、代谢综合征、脂肪肝、糖尿病、炎性肠病、结直肠癌等多种疾病。

4. 异常粪便的特殊"信号"有哪些

结直肠疾病容易影响肠道处理大便的生理功能，观察粪便性状是评估肠道健康的重要方式。正常粪便受摄入的食物和胆汁的影响，通常为黄色或浅褐色；质地柔软但成形，通常是连续的，呈"香蕉"状，不易碎裂，无明显的块状或液态；有气味但不刺鼻，无明显恶臭。排便频率因人而异，一般每天或两天一次。

异常粪便的表现在以下几个方面。

（1）颜色

黑色粪便可能提示上消化道出血、溃疡病；红色或鲜红色粪便可能是下消化道出血的迹象（上、下消化道出血的血和大便混在一起，若血附在大便表面或便后滴血则提示痔疮）；灰白或白陶土色粪便可能表示胆道问题。

（2）质地

水样或较为松散的粪便可能为腹泻及其他急性肠炎；而硬块状或"羊粪"样粪便可能是便秘的迹象；黏液或脓血状可能是肠道炎症或感染。

（3）形状

细条形、扁形带状粪便可能是痔疮、直肠息肉和直肠癌导致肠道狭窄的迹象。

（4）气味

发出刺鼻酸味的大便提示消化不良；特别恶臭的粪便则表明可能为消化问题或感染。

特别提醒

任何粪便性状的显著变化，尤其是持续时间较长的变化，都应该引起关注，并且可能需要医疗专家的评估。同时，对粪便的观察仅是诊断的一个指标，不同结直肠疾病的粪便特征可能包括颜色、质地、性状等多种改变，且每个人的症状也可能存在差异。确诊任何健康问题通常需要更全面地检查和测试，建议及时就医进行检查，以便早期发现和治疗结直肠疾病。

5. 七大常见的肠道"故障"

（1）乙状结肠扭转

乙状结肠扭转指乙状结肠以其系膜为中轴发生扭转，导致肠管部分或全部血液供应中断，甚至肠道梗阻和坏死。乙状结肠扭转占结肠扭转的 65% 以上，60 岁以上的老年人多发。乙状结肠扭转通常是急症，需要紧急医疗干预，主要表现为腹痛、腹胀、呕吐、便秘等，发病急骤，发展迅速，疼痛持续且剧烈，早期即可出现休克。患者的左腹有膨胀，可见肠型，腹部压痛可不明显。腹部 X 线检查可见马蹄状巨大双腔充气肠袢，钡剂灌肠见钡剂受阻，呈鸟嘴形。早期乙状结肠扭转可在结肠镜下减压，一旦出现肠绞窄，需立马进行手术治疗。

（2）结直肠息肉及息肉病

结直肠息肉是结直肠黏膜上的隆起突出物，可分为肿瘤性和非肿瘤性病变。按病理学性质进行分类及冠名，可分为结直肠管状绒毛状腺瘤、增生性息肉等。结直肠息肉有多种类型，其中腺瘤是最常见的类型。结直肠息肉在早期往往没有典型的症状，但一些较大的或具有炎症迹象的息肉可能会表现为便血、腹痛、腹泻、大便不成形等症状。结肠镜检查是一种有效的检查方法，可用于检测和钳夹息肉，并进行病理学检查以明确其性质。一般情况下，小息肉可直接在检查过程中摘除，而对于直径 < 2 厘米的息肉，应争取在结肠镜下进行完整的瘤体切除。

息肉病是指息肉或腺瘤的数量超过 100 枚，大多数可作出遗传性诊断。常见的类型有家族性息肉病、黑斑息肉病等，多为常染色体显性遗传病，以青少年多见，可发生癌变。对家族性、遗传性息肉或息肉病的患者家庭，通过家族随访和定期检查可筛查出新的患者。病理学诊断对息肉病患者尤为重要。家族性息肉病患者可以接受根治性手术以防止癌变，但黑斑息肉病患者的病变累及范围广泛，可能涉及整个消化道，因此无法进行全面手术，在出现合并出血或肠套叠等严重情况时，可以考虑进行部分肠切除术。

（3）溃疡性结肠炎

溃疡性结肠炎（UC）是一种发生在结直肠黏膜及黏膜下层的慢性炎症性肠道疾病。这是一种自身免疫性疾病，其发病机制尚不完全清楚。病变可发生在结直肠的任何部位，以直肠与乙状结肠最为常见，少数可累及回肠末端。肠壁增厚不明显，主要表现为黏膜的水肿、充血、糜烂及溃疡形成。

腹痛和腹泻是溃疡性结肠炎最常见的症状。腹痛通常位于下腹，性质为轻到中度痉挛性疼痛，腹泻则以脓血便为主。溃疡性结肠炎病程长，通常反复发作，即使在症状间歇期也可能有炎症表现。溃疡性结肠炎的手术指征包括穿孔、出血、癌变、中毒性巨结肠及严重的肠外症状（坏疽性脓皮病、关节炎、结节性红斑等），手术方式包括结直肠切除及回肠贮袋肛管吻合术，全直结肠切除及回肠造口术，结肠切除及回肠吻合术等。除手术治疗外，还可通过药物和饮食调整来控制病情。

溃疡性结肠炎需要长期的管理和治疗，患者通常需要定期随访和监测。治疗的目标是缓解症状，维持缓解期，减少并发症的风险。

（4）直肠脱垂

直肠脱垂也称为直肠脱出，是指直肠黏膜层部分或全层向下移位。根据脱垂的程度分为不完全或完全脱垂，根据直肠壁下移的位置又分为肛管内脱垂和肛管外脱垂。当整个直肠脱出时，通常伴随着排便时脱垂感和肛门不适的症状，还可能有便秘或腹泻、出血、排尿困难等症状。

直肠脱垂的病因不明，解剖异常、腹压增加、痔疮、神经系统病变等多种因素均可导致直肠脱垂。排粪造影可见近端直肠套入远端直肠内，肛门测压可检测肛门括约肌受损的情况。幼儿直肠脱垂通常采用保守治疗，成人则多采用硬化剂注射治疗。当病变炎症至直肠完全脱垂时，则需要手术治疗，常见的手术方式有直肠悬吊固定术。此外，改变饮食、增加纤维摄入、盆底肌肉锻炼、软化大便等方法可在病情较轻阶段缓解症状。

（5）直肠肛管周围脓肿

直肠肛管周围脓肿是在直肠或肛管周围软组织或周围间隙形成的脓包，通常是急性细菌感染引起的局部化脓性炎症，脓肿破溃或引流后可形成肛瘘。通常情况下，直肠肛管脓肿均由肛腺感染导致，感染蔓延扩散到不同部位可形成骨盆直肠间隙脓肿、坐骨肛管间隙脓肿、肛管或直肠后间隙脓肿等。直肠肛管周围脓肿也可继发于肛周皮肤感染、损伤、肛裂、医源性感染等。其中以肛周脓肿最常见，主要表现为肛周持续跳动性疼痛，全身症状不明显，病变初期多有明显红肿、硬结和压痛，脓肿形成后有波动感。

坐骨肛管间隙脓肿形成后，疼痛为持续性胀痛，并逐渐加剧，患者坐立不安、行走困难，还可有里急后重的表现，全身症状明显，发热最为常见。肛门患侧红肿明显，直肠指检时患侧深压痛，有波动感，可形成肛瘘。骨盆直肠间隙脓肿较为少见，但病变范围深且广泛，早期全身症状重但局部症状不明显。

会阴部检查多呈阴性，直肠指诊可触及肿块，有压痛和（或）波动感。根据临床表现、直肠指诊、穿刺检查、直肠超声、磁共振（MRI）等可确诊。治疗分为非手术治疗与手术治疗，选择取决于症状的严重程度和患者的整体健康状况。非手术治疗多以药物治疗为主，如局部或全身抗生素、口服缓泻剂等，辅以温水坐浴、局部理疗等方法；手术治疗以脓肿切开引流为主，一旦确诊，需及时切开引流。为避免形成肛瘘，采用切开引流＋挂线的方法，可取得良好的临床效果。

（6）肛裂

肛裂是指直肠黏膜和肛管黏膜之间的裂口，形成小溃疡，病变方向与肛管纵轴平行，多呈梭形或椭圆形。这是一种相对常见的直肠、肛管疾病，通常因排便时肛门区域受外力的冲击或摩擦，局部过度张力导致内括约肌痉挛，从而产生裂口。该病多见于年轻人，尤其是年轻女性。

肛裂具有典型的肛裂三联征，即排便时的疼痛、出血和排便困难。肛裂诊断主要依据临床症状及直肠指检，体格检查可见哨兵痔。根据病程及裂口表现的不同，可分为急性肛裂和慢性肛裂。对于急性轻度的肛裂，改变饮食习惯、增加纤维摄入、保持充足水分、温水坐浴及使用柔软的纸巾进行清洁可能有助于缓解症状。慢性肛裂患者首先应纠正腹泻、便秘等诱因，对于一般治疗效果不佳的患者，可采用药物或扩肛的方法，如局部应用止痛药、硝酸甘油、小剂量肉毒杆菌注射等。病情严重且有肛裂三联征的患者，可考虑行肛裂切除和（或）内括约肌侧切术。鼓励患者保持良好的生活习惯和局部清洁，及时处理肛裂的诱因，有助于预防肛裂和避免其复发。

（7）肛瘘

肛瘘是一种与直肠或肛门周围的感染有关的疾病，通常由于肛门周围的腺体感染形成肛周脓肿、直肠肛门损伤、肛裂反复感染形成皮下瘘等引起。多发生在肛门直肠周围脓肿溃破或切口引流后。典型肛瘘的主要特征是在肛门周围形成一条异常通道，通常涉及肛门周围的腺体感染，脓液形成，并最终穿过肛门周围的组织形成通道。该疾病多见于 20～40 岁的人群。局部症状有排便出血、排脓、肛周疼痛或不适、肛周肿块等，还可能有发热等全身症状。肛瘘的诊断重点在于准确定位瘘管和内口的位置，可通过肛门指诊、探针和 B 超等检查手段寻找确切的解剖关系，以帮助开展后续的手术治疗。

肛瘘的间歇期可不进行药物治疗，发作期的肛瘘通常需要手术干预。手术目标是清除感染、切除异常通道，并促进伤口愈合。手术方法的选择取决于肛瘘的类型和严重程度，采用肛瘘切开引流、置管挂线、主灶切开支管旷置术、瘘管剔除术、Lift 术、VSD 负压封闭引流等方法。局部的止痛药物坐浴或局部外用、全身静脉给抗生素、中药等治疗可在术前辅助使用，帮助患者缓解症状。肛瘘患者接受手术治疗后，多可治愈，术后需积极保持局部清洁、定期排便，处理诱发因素，治疗如糖尿病等基础疾病有助于防止肛瘘的复发。

6. 健康饮食——预防癌症的"护盾"

The Lancet Gastroenterology & Hepatology 杂志发表了全球结直肠癌疾病负担及相关风险因素的分析报告，报告指出低纤维饮食、食用红肉和加工肉、低钙饮食、饮酒等与结直肠癌的发生关系较为密切。合理均衡饮食对预防结直肠癌具有重要作用。马克·巴杜

（Marc Bardou）教授及其研究团队也对已发表的相关文献进行了合并，并将数据结果发表在 *Gut* 期刊，结果表明镁、叶酸、水果和蔬菜、膳食纤维和奶制品的高消耗量与结直肠癌发生率降低有关。

不好的饮食习惯对身体会造成较大的负担，需调整日常饮食，以维护身体健康。首先，需保持饮食均衡，摄入足够的营养和纤维素，避免偏食。其次，要控制脂肪摄入，减少高脂肪、高胆固醇食物的摄入，如肥肉、油炸食品等。相反，应增加膳食纤维的摄入，如全麦面包、燕麦、水果、蔬菜等，这些食物均有助于预防便秘，降低结直肠癌的发生风险。

此外，多吃新鲜水果和蔬菜，这些食物含有丰富的维生素和矿物质，对预防结直肠癌非常有益。适量食用坚果，如腰果、榛子、胡桃、杏仁、核桃等，可补充营养，预防结直肠癌。同时，应避免过度饮酒和吸烟，以降低患结直肠癌的风险。

最后，避免暴饮暴食，尽量保持饮食规律，定时定量。

7. 哪些运动有益于预防结直肠癌

肥胖、缺乏锻炼会促进结直肠癌的发生、发展。久坐不动已成为现代人的常态，但你是否意识到久坐不动的危害呢？

久坐不仅会导致胃肠道蠕动减缓，加之人们常习惯性地忽视便意，这不仅易引发便秘，还增加了肠黏膜恶变的风险。每日至少进行 30 分钟的中等强度的锻炼，有助于促进全身血液循环，维持肠道正常蠕动，并带来愉悦的心情。

（1）跑步

跑步是一项简单且实用的运动方式，可加快血液循环，提升身体代谢水平，增强免疫力。无论是在清晨还是傍晚，户外或室内，均可进行跑步锻炼。

（2）瑜伽

瑜伽是一种有益于身心健康的综合性运动，可增强身体的柔韧性、力量和平衡感，同时能有效缓解压力和焦虑。

（3）游泳

游泳可锻炼全身肌肉，增强心肺功能，提高身体的耐力和协调性，也是一项非常有益健康的运动。

特别提醒　　预防结直肠癌需要保持适当的运动量。通过选择适合自己的运动方式，可增强身体素质，提高免疫力，从而更好地预防结直肠癌。

8. 戒烟限酒是守护健康的第一步

不良生活习惯如吸烟和饮酒，被认为是结直肠癌发病的重要危险因素。吸烟是明确的结直肠癌危险因素。研究表明，吸烟时间越长，且吸烟量越大，患结直肠癌的风险越高。烟雾中的有害物质可直接刺激肠道黏膜，损伤脱氧核糖核酸（DNA），诱发基因突变，从而增加结直肠癌的发病风险。

戒烟是预防结直肠癌的重要措施之一。戒烟不仅可降低吸烟者患结直肠癌的风险，还可改善肠道环境，降低肠道疾病的发生率。

对于已经戒烟的成功者而言，即使年龄较大，患结直肠癌的风险依然会显著降低。

长期大量饮酒同样会增加结直肠癌的发病风险。乙醇会刺激肠道黏膜，损伤 DNA，导致肠道菌群失衡，进而影响结直肠健康。此外，饮酒还可能导致体重增加，从而加剧肠道负担，提高结直肠癌的患病风险。戒酒可减少乙醇对肠道的刺激，有助于减轻体重，降低肠道病变的发生风险。

戒烟、戒酒是预防结直肠癌的有效手段，我们应充分认识到其重要性，并积极调整生活方式，远离烟酒，以此保障自己的健康。同时，我们也应该定期进行体检，密切关注肠道的健康状况，及时发现并处理任何潜在的健康问题。

延伸阅读

戒烟、戒酒的生活建议

● 增强健康意识：了解吸烟和饮酒对结直肠的影响，自觉抵制烟酒的诱惑，树立健康生活的信念。

● 养成良好的生活习惯：保持规律的作息，确保充足的睡眠，采取合理的饮食，并增加运动量，增强身体免疫力。

● 寻求家人和朋友的支持：与家人和朋友分享戒烟、戒酒的决心，获得他们的理解和支持，共同营造健康的生活环境。

● 参加社交活动：结交志同道合的朋友，积极参与社交活动丰富生活，减轻心理压力。

9. 定期筛查：健康之门的钥匙

结直肠癌是一种潜伏期较长且进展相对缓慢的疾病。它通常从正常的肠道黏膜逐步发展为息肉、腺瘤，最终演化为恶性肿瘤，这一过程可能历时 5~10 年。其间，患者往往缺乏显著的症状或体征，难以察觉病变的存在。只有当肿瘤迅速增殖，导致肠道梗阻或发生远处转移时，才会出现诸如便血、腹痛、体重下降及贫血等明显症状，但此时癌症多已步入中晚期，治疗的复杂性显著增加，预后也相对较差。

鉴于此，结直肠癌的早期诊断与定期筛查显得尤为重要。筛查的核心目的是为了在患者尚未出现显著的不适症状之前，通过粪便检验、内镜检查等手段，及时发现结直肠内的异常病变。基于筛查结果，医生能够针对患者的具体情况制订个性化的治疗方案，从而有效阻断结直肠癌的进一步发展，显著提升患者的治愈率和长期生存率。

定期筛查结直肠癌的项目有以下几个。

（1）粪便隐血试验

粪便隐血是指消化道少量出血，红细胞在消化道中被消化破坏，但粪便外观无异常改变，肉眼和显微镜下均不能证实出血。消化道病变包括消化道癌症，早期可出现粪便隐血症状。因此，通过对粪便隐血的检测，可在一定程度上反映结直肠癌症或其他消化道疾病。建议每年进行 1 次粪便隐血试验检查。

（2）结肠镜检查

结肠镜检查可直接观察整个结直肠区域，若发现异常，可以直接采集活检标本进行病理分析。结肠镜结合病理检查被视为结直肠癌确诊的"金标准"。临床医生通过结肠镜可直接观察全结直肠的肠壁、肠腔改变，并对有异常病变者进行及时处理。然而，肠镜检查前需要进行肠道准备，肠道的清洁程度会直接影响肠镜检查的质量。如果肠道准备不充分，可能增加病变漏诊的风险。因此，良好的肠道准备是确保结肠镜检查顺利进行的必要前提。建议每 5 ～ 10 年进行 1 次结肠镜检查。

（3）粪便免疫化学检测

正常成人每天都会有上皮细胞脱落至肠腔，并随粪便排出体外。而结直肠癌的肿瘤细胞由于异常增殖和细胞间黏附性降低等因素，更易发生脱落。因此，肠道肿瘤患者的粪便中可能含有大量从肠道肿瘤表面脱落的、携带了肠癌病变信息的细胞及其细胞成分。通过实验室技术手段，检测粪便样本中与结直肠癌相关的基因是否发生特定突变，对于筛查高风险个体具有重要意义。检测结果呈阳性者，需进一步接受诊断性结肠镜检查。

（4）肛门指检

肛门指检是最常用的辅助检查手段，可发现约 70% 的直肠下段病变，这种方法快捷、方便、经济且无痛苦，但对于结直肠的高位病变无效。

延伸阅读

哪些人群属于结直肠癌高危人群？

- 40 岁以上的人群，特别是那些出现大便习惯改变、粪便性状发生变化，以及腹部固定部位疼痛的人群。
- 有结直肠癌家族史。
- 长期患有溃疡性结肠炎等肠道炎性疾病的患者。
- 接受过结直肠癌手术或结直肠腺瘤术的患者。
- 有家族性息肉病等特定遗传肠病的人群。

结直肠癌危险因素与早发现

如何才能早早发现结直肠病变

关注症状、积极筛查很重要

1. 解读结直肠癌的流行趋势

结直肠癌是常见的恶性肿瘤，好发于 41～65 岁人群，且其发病率及死亡率均呈现上升趋势。其发病与社会经济、地区、性别、年龄、遗传等因素相关。

根据全球癌症 2020 年的全球数据统计显示，结直肠癌已成为全世界第三大致命癌症，严重威胁全世界人民的健康。比较不同国家的结直肠癌发病率，发现发达国家的结直肠癌发病率显著高于发展中国家，这在一定程度上与国家发展水平、人民生活饮食结构有关。比较不同性别的发病率，发现全球结直肠癌患者中，男性的发病率高于女性。

根据我国最新癌症数据统计及《中国肿瘤整合诊治指南》（CACA 指南），结直肠癌的发病率及死亡率均位居我国癌症发病率及死亡率第四位。在地域差异上，东部地区的结直肠癌发病率明显高于中部及西部地区，且城市的发病率高于农村。

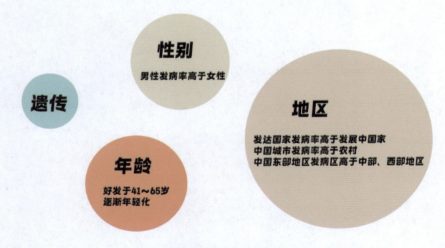

结直肠癌的流行病学特点简介

近年来，随着生活水平的改变，结直肠癌流行病学表现出明显的年轻化趋势和部位差异特征。一般来说，结直肠癌的发病风险随着年龄的增加而增加，但近年来的数据显示，50岁以下人群的发病率不断上升。主要发病因素包括肥胖或超重、低体力劳动、烟草和乙醇等。此外，全球癌症数据库统计发现，全球结肠癌的发生与死亡风险比直肠癌高出50%。

2. 揭秘结直肠癌的危险因素

结直肠癌的发病原因和危险因素较多，尚未完全明确的背景下，主要危险因素包括饮食生活习惯、癌前病变及患者的家族史等。

高蛋白质、高脂肪、低纤维素等饮食习惯会增加结直肠癌的发病率，因此在日常饮食中，要多摄入水果和纤维素含量高的蔬菜，以促进肠道的蠕动。香烟中的多种致癌物质（如多环芳烃、亚硝胺等）与肿瘤的发生有关。有研究证实，吸烟者较不吸烟者患结直肠癌的风险高34%，且吸烟的时间越长，患肠癌的风险就越高。而癌症确诊后，继续吸烟将增加死亡风险。因此，吸烟者应尽早戒烟，以减少患结直肠癌的风险。饮酒也是结直肠癌的风险因素之一，对于有结直肠癌家族史的人而言，每日乙醇摄入量超过30毫升将增加患结直肠癌的风险。

此外，肥胖、熬夜等不良的生活方式也是结直肠癌的重要危险因素。肥胖，尤其是中心性肥胖，会增加患结直肠腺瘤的概率。癌前病变，如溃疡性结肠炎，血吸虫性结肠炎等癌前病变，均会导致结直肠癌的风险增加。

30%左右的结直肠癌患者具有家族史，还有一小部分患者的肿瘤是由遗传变异引起。家族史与结直肠癌的风险关系密切，直系亲

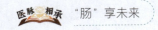

属中若有人被诊断为结直肠癌，其患病风险也会增加；若亲属中有多位结直肠癌患者或家族中有年轻患者，个人的患病风险将大大增加。此外，某些遗传性基因病，如林奇综合征、家族性腺瘤性息肉病等，也会增加患结直肠癌的风险。

虽然癌症的病因和病理机制十分复杂，但是大量的流行病学研究已经证实，改变不良的日常生活方式和生活习惯，可有效降低结直肠癌的发病率。

3. 探索结直肠癌的类型

癌症分期是用于确定癌症生长和扩散程度的过程。对于结直肠癌而言，分期是重要的步骤，可以帮助医生了解肿瘤的大小、是否侵犯邻近器官、是否已扩散到多个附近区域的淋巴结，以及是否出现在更远的位置（转移）。通过准确分期，医生可以更好地制订有效的治疗方案，从而提高患者的治愈率和生存质量。结直肠癌的分类常按照肿瘤位置、组织类型、肿瘤 TNM 分期分为以下类型。

（1）按照肿瘤位置分类

可分为结肠癌与直肠癌。结肠是连接小肠和直肠的一段管道，其分为上半段升结肠、中段横结肠和下半段降结肠 3 个部分。结肠癌是指发生在结肠的肿瘤，根据发生位置又分为升结肠癌、横结肠癌和降结肠癌。这些不同亚型的结肠癌在发病率和临床表现上可能有所不同，因此，对于患者的诊断和治疗均需进行针对性的考虑。

直肠是结肠的最后一段，位于盆腔内。直肠癌是指发生在直肠的肿瘤，根据肿瘤发生的位置可分为直肠上段癌、直肠中段癌和直肠下段癌。这些不同亚型的直肠癌在发病率和临床表现上也可能存在差异，因此，对于患者的诊断和治疗也需要有所区别。

（2）按照组织类型分类

腺癌是最常见的结直肠癌类型，约占所有结直肠癌的 90% 以上。腺癌又可以进一步分为黏液腺癌、乳头状腺癌和管状腺癌等亚型。黏液腺癌的特点是肿瘤细胞产生大量黏液，乳头状腺癌的形态类似于乳头状结构，而管状腺癌则具有管状结构。

高度分化癌是一种生长速度较慢的癌细胞，而中度分化癌的癌细胞生长速度适中。高度分化癌与中度分化癌的癌细胞结构和功能都与正常细胞相近，其恶性程度较低，预后相对较好。

低度分化癌的癌细胞与正常细胞差异明显，恶性程度更高，生长速度快，容易发生远处转移，预后相对较差。

（3）按 TNM 分期分类

TNM 分期是由美国癌症联合委员会（AJCC）制定的分期系统，也是目前最常用的肿瘤分期系统。其中"T"表示肠壁侵犯程度，"N"表示淋巴结受累程度，"M"表示转移程度。根据预后分组的 TNM 值，可将结直肠癌分为 Ⅰ、Ⅱ、Ⅲ、Ⅳ 期，分期越高，肿瘤扩散越广，预后也越差。具体的 TNM 分期表格见 P43 ~ 45。

4. 窥探结直肠癌的发病机制

结直肠癌的发病机制复杂，目前尚未完全阐明结直肠癌的发病机制。结直肠癌的发病是环境、遗传、饮食习惯、生活习惯、消化道疾病（如炎症性肠病、腺瘤疾病）、肠道微生物菌群等多种因素、多阶段协同作用的结果，最终导致肠道正常上皮细胞异常增殖发生

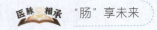

癌变。

（1）环境因素

当人们长期处于污染的环境中，可能会使有害物质在肠道内堆积，从而可能导致结直肠癌的发生。

（2）遗传因素

结直肠癌具有一定的遗传性，如果家族中有人患有结直肠癌，则可能会导致家族中下一代受到影响。因此，有此情况应进行早期筛查和早期治疗，并根据医生的指导采取干预措施。

（3）饮食习惯

饮食不规律、偏食、挑食可能会导致营养不良。频繁摄入具有刺激性的食物，如辛辣食品、高脂肪食品、粗纤维食品、油炸食品及煎烤食品（其中含有甲基芳香胺），可能刺激或破坏肠道黏膜，进而引发结直肠癌。

（4）生活习惯

长期运动过少可能导致胃肠蠕动缓慢。长期吸烟、饮酒可能会导致肠道黏膜受到刺激，从而诱发结直肠癌的发生。

（5）消化道疾病

慢性炎症性肠病和腺瘤疾病被认为是结直肠癌发生的癌前疾病，炎症性肠病发展成为癌症的过程遵循从炎症到不典型增生，最后发展到癌变的过程。若患有溃疡性结肠炎或克罗恩病，随着患病时间的延长，炎症反应相关的毒性物质可以促进肠道黏膜发生癌变。研究发现，85% 的结直肠癌是由结直肠腺瘤发展而来，结直肠腺瘤患者具有结直肠癌的患病风险。

（6）肠道微生物菌群

肠道微生物菌群在结直肠癌发生过程中发挥着重要作用，它们可以产生毒性物质，直接造成肠道黏膜损伤，进而促进结直肠癌的发生。

5. 探秘结直肠癌的癌前预兆

虽然结直肠癌的发病率在全球范围内不断上升，然而通过预防和早期诊断，可以显著降低其发病率和死亡率。结直肠癌的发生并非突然，往往是在某些长期的良性疾病的基础上演变而来。高龄、男性、家族史、吸烟、肥胖、糖尿病、炎症性肠病、不良生活方式（如运动量减少、久坐不动）和高脂低纤维饮食等是结直肠癌及癌前病变的重要危险因素。

肠癌癌前病变是指在发展过程中有可能进展为结直肠恶性肿瘤的病变。这些病变通常出现在肠壁内的上皮细胞层，即肠黏膜。肠癌癌前病变为肠癌发生的一个重要阶段，也是预防和早期诊断的关键。肠癌癌前病变的类型众多，包括肠黏膜炎症、肠黏膜上皮细胞增生、肠黏膜细胞形态异常等。

（1）肠黏膜炎症

肠黏膜炎症是肠癌癌前病变中最常见的一种。炎症可以导致肠黏膜上皮细胞受损，从而使细胞增生和异常分化。反复地出现不典型的增生，甚至重度增生，逐渐出现了恶性变，长此以往，可能导致肠癌的发生。肠道炎症性疾病包括克罗恩病、溃疡性结肠炎、肠息肉等疾病。

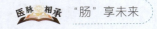
（2）肠黏膜上皮细胞增生

肠黏膜上皮细胞增生是指肠黏膜上皮细胞数量的增加。这种增生可能是正常的生理现象，也可能是肠癌癌前病变的一种表现。

（3）肠黏膜细胞形态异常

肠黏膜细胞形态异常是指肠黏膜上皮细胞的形态和结构发生改变，可能导致细胞功能障碍，从而促进肠癌的发生。常见的疾病包括结直肠腺瘤、腺瘤病（息肉病伴异型增生）、无蒂锯齿状病变、传统锯齿状腺瘤、绒毛管状腺瘤、绒毛状的腺瘤。尤其是绒毛状的腺瘤，具有较高的癌变风险。一旦诊断出绒毛状腺瘤，应及早进行手术切除，以防止恶变。

肠癌癌前病变的发病率因地区、年龄、遗传等而异。根据研究，慢性肠炎是肠癌癌前病变中最常见的一种，其发病率在 10% 左右。

延伸阅读

肠癌癌前病变的预防与治疗

预防肠癌癌前病变的关键是预防慢性肠炎的发生。慢性肠炎可以通过饮食、生活方式等方面进行预防。例如避免食用高脂肪、高蛋白、高纤维的食物，保持规律的生活作息，避免过度疲劳等。早期诊断肠癌癌前病变是预防肠癌的关键。目前，肠癌癌前病变的诊断主要依靠内窥镜检查和病理组织检查。内窥镜检查可以直接观察肠道内的病变，而病理组织检查则可以确定病变的性质。

肠癌癌前病变的治疗主要是对症治疗和预防措施。对于慢性肠炎，可以使用抗炎药物进行治疗。而对于肠黏膜上皮细胞增生和肠黏膜细胞形态异常，则可以使用抗肿瘤药物进行治疗。此外，预防和治疗肠癌癌前病变还需要注意饮食卫生，保持良好的生活习惯，避免吸烟和饮酒等不良习惯。

而肠黏膜上皮细胞增生和肠黏膜细胞形态异常的发病率则较低，分别为 1% ~ 2% 和 0.5% ~ 1%。

了解肠癌癌前病变的种类、发病率、预防和早期诊断方法及治疗措施，可以帮助人们更好地预防和治疗肠癌。同时，保持良好的生活习惯，定期进行健康体检，也是预防肠癌的重要手段。

6. 血型和结直肠癌有关系吗

当谈及身体健康和疾病风险时，血型常常是人们好奇的话题。在当前的研究领域中，科学家们尝试解开血型与各种疾病之间关联的谜底，其中就包括了结直肠癌。结直肠癌是全球范围内发病率较高的恶性肿瘤之一，而初步研究显示，血型可能与此类肿瘤的发生存在某种程度的联系。

流行病学的研究指出，A 型血的个体相对于 O 型血的个体，结直肠癌患病风险可能较高。这引发了广大学者对于血型抗原在肿瘤形成中作用的探讨。血型抗原是一种糖蛋白，其不仅存在于血液中，还分布在体内其他多种细胞表面，包括肠道细胞。有研究认为，这些抗原可能会影响细胞间的相互作用，进而对免疫系统的监控及肿瘤细胞的发展产生影响。

诚然，这些发现提供了关于血型和结直肠癌关系的线索，但依然需要更多的科学实证来进一步明确它们之间的确切联系和作用机制。即便确立了联系，血型仍然只是众多影响因素中的一小部分，而结直肠癌的形成受多种因素的影响。

尽管血型由基因决定，无法改变，但是结直肠癌的患病风险却可以通过许多方式降低。未来的科学研究可能会带来更多关于血型和健康之间关系的见解，但在此之前，保持健康的生活习惯仍是最有力的防癌"武器"。

7. 结直肠癌的各期 "信号" 有哪些

　　结直肠癌的早期症状不典型，患者仅有轻微不适，因此，常未能引起患者足够的重视。故当患者出现明显症状时，肿瘤往往已经进展至中晚期。

　　癌症早期患者通常表现为排便习惯的改变，由于病灶刺激肠道导致肠道功能紊乱，进而引起排便习惯改变。多表现为排便次数增多，偶有便血，合并感染后还可能会出现脓液或者黏液，并伴有里急后重和排便不尽感。

　　直肠癌中期的患者常在短时间内出现不明原因的体重减轻。当肿瘤体积进一步增大时，导致肠腔狭窄，症状进一步加重，出现大便形状改变、变稀、变扁或带槽沟。当肿瘤体积增加到一定程度时，肠腔被肿瘤完全阻塞，导致肠梗阻，进而可能会出现脱水、穿孔、脓毒血症等严重的后果。

　　结直肠癌晚期，肿瘤侵犯周围及远处组织器官，会出现相应的转移征象，例如转移至肝脏后出现肝脏肿大、腹水或黄疸等症状；侵犯骨组织时，则会出现相应部位的疼痛。

　　此外，根据结直肠肿瘤位置的不同，所引起的症状也有所不同。降结肠肠腔狭小，如遇肿瘤体积大，左半结肠肿瘤易导致肠梗阻的发生，继发感染后，会出现如发热、消瘦等症状。升结肠肠腔相对较大，右半结肠肿瘤发生肠梗阻的概率较低，但右半结肠肿瘤常会因肿瘤破溃出血引起便血、贫血、低蛋白血症。此外，右半结肠肿瘤常可在体表触及。

　　直肠肿瘤主要表现为排便习惯的改变，排便次数减少或出现排便困难，大便变细或不成形；直肠肿瘤突出肠腔，常会破溃出血，而后随着粪便一起排出，粪便内可见鲜红色血液；由于消化系统受损，患者出现食欲减退、消瘦。此外，由于肿瘤的消耗，患者会出现低热、乏力、贫血等不典型的全身症状。

8. 早期筛查的"特工"——粪便隐血试验

正常人 24 个小时的胃肠道生理性失血量约为 0.6 毫升，当超过这一数值时则表明消化道有出血发生。粪便隐血试验是指通过化学或者免疫学的方法来检测粪便中是否出现血细胞，是粪便检查中最常用的筛查项目，具有较高的灵敏性。粪便隐血试验是消化道异常的早期预警，连续监测粪便隐血对消化道肿瘤的早期发现具有重大意义。

隐血试验对消化道出血的鉴别意义重大，消化性溃疡的阳性率为 40% ~ 70%，呈间歇性阳性；消化道恶性肿瘤如胃癌、结肠癌，阳性率可达 95%，呈持续性阳性。

目前，隐血检测方法有两种，即传统化学法和四甲基联苯胺（家用型便隐血检测试纸）。传统化学法是利用血红蛋白中的亚铁血红素有过氧化物酶活性，可催化过氧化氢，进而释放出氧，将受体试剂氧化并显色。四甲基联苯胺法是指试纸上包被一层四甲基联苯胺显色染料和过氧化物膜，粪便中的血红蛋白、血红素可扩散到周围的水中，血红蛋白中的亚铁血红素有类似过氧化物酶的活性，能通过过氧化物膜释放出氧，将无色的四甲基联苯胺氧化成有色的联苯胺兰，呈蓝绿色显出。四甲基联苯胺法具有安全、方便、无须接触等优点，适用于受检人群在家自测，可提高早期消化道肿瘤的检出率。

9. 血液中哪些指标很重要

血清学是检测大肠癌的一种非侵入性诊断方法，可以通过定量分析血液中的特定标志物来帮助诊断结直肠癌。这些血清学检测指

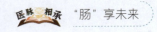

标可用于大肠癌进行早期诊断和肿瘤治疗及复发监测。

（1）癌胚抗原（CEA）

在大肠癌的标志物中，CEA是最常用的一种。它是一种蛋白质，在正常情况下存在于胎儿的消化道组织中，在成年人中仅以极低水平存在。大肠癌患者通常具有较高的CEA水平，尤其是晚期大肠癌患者。CEA增高可见于多种肿瘤，专一性低，但仍可作为对大肠癌病情进展的监测参考。

（2）糖链抗体199（CA199）

又称胃肠道相关抗原，是肿瘤标志物的一种，其异常增高与胰腺癌、胆囊癌、结肠癌和胃癌密切相关。该抗原可存在于胚胎期的胰腺、胆囊、肝、肠等组织中，成年后人体组织中的含量较低；在消化道恶性肿瘤发生时，CA199含量明显增高。血清检测到的CA199增高，由于其灵敏性尚可，但特异性较低，且易受到多种因素的影响（食物、乙醇），故早期诊断价值不大，主要作为病情监测和预示复发的指标。

（3）糖链抗体724（CA724）

CA724是一种由cc49和B72.3两株单抗识别的黏蛋白样的高分子量糖蛋白，又称胃癌抗原，是用于检测胃癌和消化道肿瘤的化验指标。CA724是非特异性肿瘤标志物，除胃癌、结肠癌、胰腺癌等消化道肿瘤会导致其增高外，卵巢黏液性囊腺瘤和非小细胞肺癌等肿瘤也会导致其水平上升。CA724对胃癌的特异度尚可，但在结直肠癌中的特异度较低，因此不能作为结直肠癌的诊断指标，主要作为病情监测和预示复发的指标。

（4）糖链抗体125（CA125）

又称卵巢癌相关抗原，是眼表面（包括角膜和结膜）、呼吸道

和女性生殖道上皮的组成部分。90% 的晚期卵巢癌患者血清中的
CA125 水平升高，使其成为检测卵巢癌的有用工具。此外，CA125
对肺癌、卵巢癌、肝癌、结直肠癌等肿瘤的检测也具有较高的灵
敏度。

（5）碱性磷酸酶（ALP）

ALP 是一种广泛分布于人体肝脏、骨骼、肠、肾和胎盘等组织，
经肝脏向胆外排出的酶。在结直肠癌转移至肝脏或发生骨转移时，
ALP 水平可能升高。在确诊结直肠癌后，若发现 ALP 升高，应警惕
癌细胞转移的可能性。

（6）*TP53* 基因

TP53 基因位于 17 号染色体，编码一种包含转录激活、DNA 结
合和寡聚结构域的抑癌蛋白。*TP53* 基因突变几乎可发生在每一种
癌症中，在结直肠癌中的发生率约为 43.2%。对早发性癌患者进行
TP53 种系突变筛查，有助于发现家族性癌症病例。*TP53* 基因突变
是结直肠癌的高危因素。检测血液中的 *TP53* 基因突变可为早期结直
肠癌的筛查提供一定的信息。

（7）*Ras* 基因

Ras 基因突变与肺癌、胰脏癌和结直肠癌的发生有着密切的关
系，其中，*K-ras* 基因突变最常见。*Ras* 基因激活构成癌基因，其表
达产物 *Ras* 蛋白发生构型改变，功能也随之改变，可造成细胞不可
控制地增殖、恶性变，同时，细胞凋亡减少。在结直肠癌中，41%
的患者出现 *K-ras* 基因突变。结直肠癌的发生与 *Ras* 基因突变相关，
此外，*Ras* 基因也是结直肠癌预后的指标，未突变患者预后优于突
变患者。

血清学检测的单一指标或单次结果往往不能全面反映肿瘤情况，需要结合多项指标及连续检测，观察是否有持续性升高或治疗后降低的趋势及程度。在临床实践中，通常需要综合分析多个指标，以提高结果的可靠性和准确性。

10. 简单、无创、快速的直肠指诊

直肠指诊也称为直肠检查或肛门指检，是直肠癌 3P 检查的一种。3P 检查包括直肠指诊（palpation）、直肠镜检查（proctoscopy）及活组织检查（punch biopsy）。

直肠指诊是一种简单、无创、快速的临床检查方法，通常由医生或专门的直肠检查医生进行。在进行直肠指诊前，医生会向患者解释检查的目的和过程，并嘱患者采取合适的体位，通常是侧卧或膝胸卧位。医生戴上手套，涂上润滑剂，然后将手指轻轻插入患者的直肠，进行触诊和观察。

检查时，医生可以直接触诊直肠内壁，发现肿块、息肉、痔疮等异常；可发现早期的直肠癌，对于提高治疗效果和生存率非常重要。直肠指诊只需要医生的手指和一些简单的工具，无须特殊设备；可以与其他检查方法如结肠镜检查相结合，提高诊断准确性。

直肠指诊可用于检查多种疾病。

（1）直肠癌筛查

肠指诊可以发现直肠内的肿块、息肉或其他异常，对于早期发现直肠癌非常重要。80% 的直肠癌可在直肠指诊时触及，早期肿瘤质地较硬、表面凹凸不平，有时可移动，但若与膜下层及肌层粘连，则不易推动。

（2）痔疮、肛瘘等疾病

可以帮助医生诊断痔疮、肛瘘等肛门直肠疾病，了解疾病的严重程度和病变范围。

（3）直肠炎症和其他直肠疾病的诊断

可发现直肠炎症、直肠炎性息肉、直肠脱垂等疾病。

（4）男性前列腺疾病

对于男性患者，直肠指诊可检查前列腺肥大、前列腺癌等疾病。

（5）女性生殖系统疾病

可帮助医生发现女性患者有无子宫后倾、子宫颈肿瘤、附件肿瘤或炎症等疾病。

需要注意的是，直肠指诊虽然具有较高的诊断价值，但任何疾病的确诊仍需结合其他检查方法，如结肠镜、活组织检查等。患者在就诊过程中，应遵循医生的建议，进行全面的检查和治疗。

特别提醒

如果有直肠出血、排便习惯改变、排便不尽感等症状，建议及时就医，并进行直肠指诊检查。同时，在日常生活中，保持良好的生活习惯和饮食习惯，对于预防肠道疾病也十分重要。

直肠指诊的注意事项

虽然直肠指诊是一种安全可靠的检查方法，但在进行直肠指诊时，患者和医生仍需注意以下几点。

● 患者准备：患者应在检查前排空直肠，避免粪便干扰检查。同时，患者应尽量放松，避免过度紧张。

● 医生操作规范：医生在进行直肠指诊时应注意操作规范，避免过度用力或不适当的操作，以免引起患者不适或损伤直肠。

● 检查后注意事项：检查后，患者可能会出现轻微的直肠不适或出血，其为正常现象，通常会较快消失。但如果症状持续或加重，应及时就医。

11. CT 检查助分期

CT 检查是使用 X 线来获取身体内部的影像。进行 CT 检查时，患者躺在一个可移动的床上，床缓慢地通过 CT 扫描机。然后，扫描机发射 X 线穿过患者的身体。身体不同组织（如肿瘤、正常组织、血管等）对 X 线的吸收程度不同。肿瘤通常较周围的正常组织密度更高，在 CT 图像上显示得更明显。计算机处理这些数据，生成身体内部的横截面图像。医生可以通过这些图像评估肿瘤的位置、大小和可能的侵犯情况。

通过 CT 检查结果，医生可以对结直肠癌进行分期，评估癌肿与其周围组织器官的关系、局部有无淋巴结转移、有无远处转移等，判断有无肿瘤引起的穿孔、肠道梗阻等并发症；与肠道的其他病变进行鉴别，如淋巴瘤、间质瘤、肠结核等。应用螺旋 CT 仿真结肠镜技术可直观地显示病灶的形态，以及结直肠癌完全性梗阻时阻塞近端肠腔内的情况。

结直肠癌的 CT 影像学表现有以下几种。

（1）增生型

腔内出现不规则的充盈缺损，轮廓不整，病变多发生于肠壁的一侧，表面黏膜皱襞破坏中断或消失，局部肠壁僵硬平直，结肠袋消失。肿瘤较大时，可使钡剂通过困难，病变区可触及肿块。

（2）浸润型

病变区肠管狭窄，常累及一小段肠管，狭窄可偏于一侧或形成向心性狭窄，其轮廓可光滑整齐，也可呈不规则状，肠壁僵硬，黏膜破坏消失，病变区界限清晰。本型常可引起肠梗阻，甚至导致钡剂不能通过肿瘤部位，病变区亦可触及肿块。

（3）溃疡型

肠腔内见较大的龛影，肿瘤致肠壁增厚范围超过管壁环周 3/4 时，形成"苹果核征"，其两端为环堤，边界清晰或不清晰。环堤可出现破溃，与周围肠壁分界不清，中央管腔狭窄段为瘤性溃疡形成的癌性隧道，肠壁僵硬，结肠袋消失。

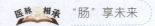

12. MRI——医学界的"大侦探"

MRI 是利用强磁场和无线电波来生成身体内部的图像。检查时，患者位于一个强磁场中，这个磁场暂时改变身体内的氢原子（主要是水分子）的排列方式。

MRI 机可发射无线电波，撞击氢原子，使它们改变排列方式。当无线电波停止时，氢原子返回到原来的状态，在返回过程中发出信号。这些信号被机器接收，并由计算机处理成详细的身体内部图像。不同组织（如肿瘤、正常组织）中的水分含量和分布不同，但 MRI 能够以高分辨率显示这些差异。

MRI 可以从不同方位观察盆腔且具有较高的软组织分辨力，对于直肠癌的显示效果非常理想。通过高分辨小视野的直肠 MRI 成像，轴位 T_2WI 能够清晰显示直肠壁各层结构，从内到外依次为黏膜层（表现为短 T_2 信号，即黑色）、黏膜下层（表现为等或稍长 T_2 信号，即灰色或灰白色）及肌层（表现为短或稍短 T_2 信号，即黑色或黑灰色）。因此，高分辨率 MRI 能够观察到肿瘤的浸润深度，从而准确判断直肠癌的 T 分期。此外，MRI 还有助于进一步明确肿瘤的范围，以及放化疗后是否存在肿瘤残留。

直肠癌被分为 T_1 ~ T_4 期。T_1 期表示肿瘤局限于黏膜下层；T_2 期表示肿瘤侵犯固有肌层，但未穿透肌层外膜；T_3 期表示肿瘤突破固有肌层侵入直肠周围脂肪组织；T_{4a} 期表示肿瘤侵犯脏层腹膜；T_{4b} 期表示肿瘤已经侵犯到周边器官。

淋巴结受累常表现为直肠周围及双侧髂血管旁淋巴结肿大。直肠癌的淋巴结转移常表现为边缘毛糙、形态不规则、TWI 信号不均，以及呈不均匀结节样或环形强化等特点。

MRI 矢状位图像上能够精确测量病变下缘距肛门口的距离。MRI 能清楚显示直肠系膜和直肠系膜筋膜结构。直肠系膜由环绕直肠周围分布的脂肪结缔组织、血管、神经及淋巴组织构成。直肠系膜筋膜是围绕直肠系膜的盆筋膜的脏层，是一个连续、完整的膜性结构。在 MRI 图像上，直肠系膜筋膜表现为在直肠系膜周围的环形 T_2WI 低信号带，进展期直肠肿瘤可累及直肠系膜筋膜，直肠系膜筋膜是否受累与患者的预后密切相关。

延伸阅读

CT 与 MRI，哪个更适合

● 成像方式：CT 依赖于 X 线的吸收差异，MRI 依赖于体内水分子的磁共振特性。

● 图像对比：MRI 在显示软组织（如瘤体、肌肉、血管等）的对比度方面更为优越，尤其是对于直肠癌的评估。

● 分辨率：MRI 在软组织分辨率方面通常优于 CT。

● 辐射暴露：CT 扫描涉及辐射暴露，而 MRI 不涉及。

● 应用范围：CT 扫描通常用于评估肿瘤的整体扩散，尤其是检查是否有远处转移。MRI 则更适用于评估肿瘤的侵犯深度和准确分期。

CT 和 MRI 在结直肠癌的诊断中各有其独特的优势和适用性。在实际应用中，医生会根据每个病例的具体情况，结合患者的整体健康状况和治疗需求，选择最合适的成像方法。部分情况下，这两种成像技术可能会结合使用，以获得最全面的诊断信息。

---

13. 既能检查又能治疗的肠镜

人类探索自身体内奥秘的兴趣丝毫不亚于探索周围环境奥秘，肠镜就是人类窥视自身体内器官的重要工具。肠镜的真正发展起源于近代，1805 年，德国人用金属管制成直肠镜，用来观察直肠。1953 年后，有人用乙醇和松节油作为光源照明，使得肠镜的观察视野更清晰。

结肠镜主要有两种，一种为金属硬管的结肠镜，另一种为纤维结肠镜。金属硬管的结肠镜由于使用过程中患者所感受的痛苦较大，大多已被废弃。纤维结肠镜检查于 20 世纪 70 年代初传入我国，1975 年后，国内较多医院相继开展此项检查。到了 20 世纪 80 年代，美国伟伦（Welch-Allyn）公司率先研制出了电子肠镜，使内镜技术跨入了电子时代，现如今已广泛应用于临床。

电子肠镜是一支细长可弯曲的医学仪器，直径 1 厘米，前端带有摄像头，一般用来检查原因不明的下消化道出血、慢性腹泻、中下腹疼痛等肠道疾病，广泛用于肠道疾病的诊断和治疗。肠镜包括结肠镜和小肠镜，其中结肠镜较为常用。借助于安装在肠镜前端的电子摄像探头将镜下图像显示在监视器屏幕上，医生可以观察肠道黏膜病变。肠镜可分为普通肠镜及无痛肠镜。

以普通肠镜检查为例，医生将结肠镜从肛门处插入，然后由下而上地进行观察。在肠镜深入时，患者可能会感到腹胀和有大便感。肠镜可在肠道内多角度、多方位地观察肠道病变，整个过程中，患者需要配合医生的安排来变换姿势。

另外，肠镜检查还可直接进行治疗，如肠镜下止血、肠镜下息肉切除等。

肠镜主要用于检查不明原因的腹痛、钡灌肠、溃疡性结肠炎等病症，可以观察肠黏膜状况，对于不明原因的腹泻、腹痛、便血等症状也需及时检查。但同时患有急性重度结肠炎、重症溃疡性结肠炎等肠道病变者，出血性疾病患者，严重心肺功能不全、脑血管疾病等患者，不适合做肠镜检查。此外，需注意肠道清洁和检查后的活动。

延伸阅读

如何解读肠镜结果报告单

首先，需核对个人信息，确保获取的是本人的报告。随后，审视报告中的彩色图片，这些图片会标注结肠的关键部位，并清晰展现息肉、溃疡等异常状况，以及是否进行了活检，这些信息均会在报告单中明确体现。

肠镜检查结果是对肠道内部状况的直接观察记录，若发现息肉、溃疡、肿物等异常情况，提示存在肠道疾病，包括但不限于肠癌。

虽然大部分肠道息肉均为良性，但部分腺瘤性息肉有潜在的癌变风险。长期存在肠道息肉可能会增加结直肠癌的风险。

如果肠镜检查结果为肠癌，则需在肠癌早期及时通过手术将肿瘤切除，术后还需配合放疗、化疗等方式进行治疗。此外，建议患者在日常生活中注意保持良好的饮食习惯，避免暴饮暴食，以免引起不适症状。如果出现不适症状，建议患者及时就医治疗。

14. 意义重大的直肠超声检查

直肠超声是一种特殊类型的超声检查，广泛应用于直肠、肛管疾病的检查中。直肠超声不仅可了解肛管直肠病变的大小，包括直肠肿瘤的大小、边界、浸润程度、是否出血、周围淋巴结情况，以及直肠与周围脏器的关系，而且还可辨别实质性和囊性病变，为肛管、直肠良恶性肿瘤的鉴别、分析及恶性肿瘤浸润肠壁层次的精准定位提供一定的依据。直肠超声对直肠癌的诊断具有重要意义。

患者在检查前需排空大便，并适当饮水以充盈膀胱。检查时，患者躺在检查床上，采用膀胱截石位，即两腿屈曲并稍向两侧分开，以充分暴露肛门。医生会将一次性安全套套在超声探头上，并涂抹耦合剂，随后轻柔地将探头从肛门伸入直肠进行扫查。检查过程中，患者应配合医生进行张口呼吸，并尽量放松肛门。整个检查过程通常在几分钟到十几分钟。检查结束后，医生会取出超声探头，患者清理并穿好衣物，等待检查结果。

在直肠癌的超声诊断中，通常表现为肠壁不规则增厚，肠壁层次结构受到破坏，可见突向肠腔的低回声结节，形状不规则，有时伴有表面溃疡形成。此外，可探及邻近淋巴结的肿大、肿物内丰富的血流信号，以及肿瘤是否侵犯到膀胱、前列腺、阴道等，有助于直肠癌的分期诊断，并可取组织进行活检作出定性判断。

延伸阅读

哪些人可以做直肠超声检查

● 适应证：实质性肿瘤对明确形态大小、病变范围、有无浸润、浸润层次、肛周有无肿大淋巴结及肿瘤分期；肛管直肠占位及肛管直肠腔外占位；肛周脓肿、肛瘘及其他感染性疾病；肛门坠胀、疼痛、排便功能障碍性疾病（如便秘、大便失禁、直肠前突等）。

● 禁忌证：肛门直肠狭窄、直肠或乙状结肠内异物未取出、精神异常无法配合检查、有出血性倾向者、疼痛剧烈无法耐受检查者。

● 孕妇应谨慎选择腔内超声检查。

15. PET-CT——身体内部的"GPS 导航"

在临床上，CT 和 MRI 被广泛认为是对结直肠癌分期诊断较为理想的方法，可以帮助了解结直肠癌外侵程度、是否有淋巴结转移、是否有其他器官转移及判断手术的可实施性。简单而言，就是判断结直肠癌患者是否可以做手术。PET-CT 检查一般是在医生怀疑患者的肿瘤有远处转移，同时 CT 及 MRI 无法明确是否有转移病灶时使用，或用于术后检查评估是否有肿瘤的复发及转移。

PET-CT 是利用正电子核素标记葡萄糖等人体代谢物作为显像剂，通过病灶对显像剂的摄取来反映其代谢变化，从而为临床提供疾病的生物代谢信息的较为先进的成像技术。通过检查前注入显像剂，可以实现 PET 的肿瘤代谢信息与 CT 的影像断层信息相结合显像。这一技术在患者的分期诊断、疗效评估及预后评估方面均展现出显著优势。

PET-CT 能对结直肠癌明确诊断，包括管壁形态、管腔狭窄程度、浆膜层是否破坏、周围淋巴结是否转移、腹膜及骨转移等均可进行清晰无误的判断。结合 PET-CT 局部细节图，可更为清晰地显示病灶的软组织形态、信号，与周围组织的关系。而结合 PET 图像，代谢存在及高低，可以判断肿瘤残留、存活、复发、囊变坏死等情况。

众所周知，肿瘤的分期与患者的临床诊疗、预后息息相关。PET-CT 可以全身（大视野）扫描成像，因而可以更全面地评估患者的全身情况，可检出远处微小的肿瘤转移灶，帮助优化常规影像学检查（如 CT、MRI）所提示的分期，帮助改善患者的生存期。

PET-CT 与普通的 CT 不同，PET 扫描系统可以获取患者的功能代谢显像（比如肿瘤组织代谢更为旺盛，可显像出肿瘤突出），同时也可通过 CT 系统获得患者的解剖结构显像，最终得到肿瘤的代谢和解剖双重信息。在临床上，医生通过检测标准化摄取值（SUV 值）

的高低变化，建立了实体瘤治疗效果的 PET 评估标准，并据此将肿瘤分为完全代谢缓解、部分代谢缓解、代谢无变化和代谢恶化四类。当患者经过手术治疗、化疗或放疗等治疗后，通过这一客观的评价标准，可帮助医生与患者了解某种治疗的效果，以及制订下一步治疗计划等。

无论是接受根治性切除术的较早期的结直肠癌患者，还是定期接受放化疗的晚期结直肠癌患者，均可通过 PET-CT 了解体内原发灶及转移灶的代谢情况。根据相关病变的代谢情况，医生可以有效评估患者的预后情况，并据此实施适宜的诊疗手段。

延伸阅读

哪些结直肠肿瘤患者可以做 PET-CT 检查

- 不能做结肠镜的老年人。
- 确诊为结直肠癌的患者，PET-CT 可以准确地对病灶进行分期。
- 结直肠癌治疗过程中和治疗后，评估是否有复发、转移、治疗效果。
- 较难鉴别诊断结直肠肿瘤良恶性。
- 无法判断是否有其他部位转移。

此外，部分结直肠肿瘤患者不可以进行 PET-CT 检查，如咳嗽严重的人，剧烈持续的咳嗽会引起肺部和整个腹部的抖动，从而使图像模糊；或者有幽闭恐惧症、精神异常的患者。

16. 如何甄别肠息肉与结直肠癌

结直肠癌的病程早期症状不太典型，容易被患者忽视。当肿瘤生长到一定大小后，患者可出现不同程度的临床表现。肿瘤生长的位置不同，患者的临床表现也有所差异：左半结肠癌通常可出现腹痛、腹部肿块、便血等表现；右半结肠癌的患者多有腹痛，其中贫血为常见症状，可见腹部肿块，还可出现肠梗阻表现。

直肠癌的症状中，便血、大便习惯和性状改变较突出。结直肠肿瘤侵犯神经可出现疼痛，如骶尾部持续性疼痛，而侵犯泌尿系统则可出现尿路刺激症状。同样作为结直肠黏膜上的隆起性病变，肠息肉大多数无临床症状，仅在病变进展到一定程度，出现相关并发症时才被发现，故应尽早与结直肠癌相甄别。

息肉病变可分为肠息肉和息肉病，其中肠息肉可进一步分为新生物性息肉与非肿瘤性息肉。肠息肉可表现出肠道刺激症状，如腹痛、腹泻、大便习惯改变、便血、肠梗阻等，合并局部感染则可出现脓血便。腺瘤性息肉是肠息肉中较为常见的类型，其存在癌变的可能，且广基、绒毛状的腺瘤癌变可能性大，需及时处理。

非肿瘤性病变则多见于幼年息肉、炎性息肉。炎性息肉多由溃疡性结肠炎、肠道阿米巴病、克罗恩病等慢性炎症疾病持续刺激引起，通过结直肠镜检查可明确发现上述病变，而通过病理活检，则可进一步明确其性质。

息肉病与肠息肉不同，其多因遗传性疾病所致，如家族性腺瘤性息肉病及色素沉着息肉综合征。两者均为常染色体显性疾病，常于青春期发病，且数目逐渐增多。其中，色素沉着息肉综合征可见消化道黏膜手足皮肤的黑斑，如干预不及时，息肉病病情进展可发生癌变。因此，有家族阳性史的患者应定期随访、检查，并注意与结直肠癌相鉴别。

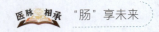

17. 哪些肠道问题易被误会成结直肠癌

直肠癌表现为大便习惯改变、直肠刺激症状，肿块破溃可出现脓血便，严重时可出现肠梗阻。由于直肠癌的早期症状不明显，故易与直肠良性病变痔疮、直肠息肉等肠道问题混淆。

（1）痔疮

痔疮常表现为大便时滴血、厕纸上带血，可呈喷射状出血，严重时合并贫血；痔经肛门脱出，一般情况可还纳；嵌顿、感染可出现疼痛，血栓形成后疼痛剧烈，患者不能耐受；肛门处瘙痒与坠胀不适。

痔疮的诊断主要依靠肛门直肠检查，直肠指诊可扪及较为柔软的血管团，区别于直肠癌不规则且质地较硬的肿块，通过结直肠镜或肛门镜可确诊病变。

（2）溃疡性结肠炎

溃疡性结肠炎常见于直肠和乙状结肠，可累及整个肠道，病变局限于黏膜及黏膜下层，其中以黏膜的充血、水肿、溃疡性病变为主，脓血便为早期症状，痉挛性腹痛也较为常见，且长期溃疡性结肠炎可发生癌变。

（3）克罗恩病

克罗恩病见于任何年龄段，多发于末端回肠，以间歇性腹痛为突出表现，黏膜呈鹅卵石形状，病变跳跃，肠腔狭窄，可并发肠梗阻、便血、穿孔、癌变等，还可有虹膜炎、结节性红斑等非消化道症状。

（4）肠结核

肠结核是一种慢性特异性疾病，以继发性病变为主，症状主要以右下腹及脐周的慢性腹痛为主，可有结核相关的低热、乏力、消瘦等全身症状和肠梗阻表现。

18. 结直肠癌是如何分期的

目前临床上常用的结直肠癌临床分期主要是 TNM 分期，TNM 分期充分考虑了肿瘤的大小、区域淋巴结的转移情况，以及是否发生了远处转移等问题，使得临床上对于结直肠癌的认识更加全面，在临床上的应用也更加广泛。第八版结直肠癌的 TNM 分期系统是由国际抗癌联盟（UICC）/美国癌症联合委员会（AJCC）联合提出，该分期适用于原发性结直肠腺癌、鳞癌等。

UICC/AJCC 第八版结直肠癌 TNM 分期系统

	Tx	原发肿瘤无法评价	
	T0	无原发肿瘤证据	
原发肿瘤（T）	Tis	原位癌，黏膜内癌（肿瘤侵犯黏膜固有层但未突破黏膜肌层）	包括肿瘤细胞局限于腺体基底膜（上皮内）或黏膜固有层（黏膜内），未穿过黏膜肌层到达黏膜下层
	T1	肿瘤侵犯黏膜下层（肿瘤突破黏膜肌层但未累及固有肌层）	
	T2	肿瘤侵犯固有肌层	

（续表）

原发肿瘤（T）	T3	肿瘤穿透固有肌层到达结直肠旁组织	
	T4a	肿瘤穿透脏层腹膜（包括肉眼可见的肿瘤部位肠穿孔，以及肿瘤透过炎症区域）	
	T4b	肿瘤直接侵犯或附着于邻近器官或结构	直接侵犯包括穿透浆膜侵犯其他肠段，并得到镜下诊断的证实（如盲肠癌侵犯乙状结肠），或者位于腹膜后或腹膜下肠管的肿瘤，穿破肠壁固有肌层后，直接侵犯其他脏器或结构
区域淋巴结（N）	Nx	区域淋巴结无法评价	淋巴结有转移时，肿瘤种植的结节数目不纳入淋巴结计数
	N0	无区域淋巴结转移	
	N1	有不多于3枚区域淋巴结转移（淋巴结中的肿瘤直径 ≥ 0.2毫米），或无区域淋巴结转移、但存在任意数目的肿瘤结节	
	N1a	有1枚区域淋巴结转移	
	N1b	有2~3枚区域淋巴结转移	
	N1c	无区域淋巴结转移，但浆膜下、肠系膜内，或无腹膜覆盖的结肠/直肠周围组织内有肿瘤结节	
	N2	有4枚以上区域淋巴结转移	
	N2a	有4~6枚区域淋巴结转移	
	N2b	有 ≥ 7枚区域淋巴结转移	

（续表）

远处转移（M）	Mx	远处转移无法评价	
	M0	影像学检查无远处转移，即远离部位和器官无转移肿瘤存在的证据（该分类不应由病理医生来判定）	

上海交通大学医学院病理中心
SHANGHAI JIAO TONG UNIVERSITY SCHOOL OF MEDICINE　PATHOLOGY CENTER

上海市第一人民医院
病 理 诊 断 报 告 单

门诊卡号：

姓　名：　　　性　别：　　　年　龄：
住院号：　　　床　号：　　　科　别：

叙述性诊断

左半结肠切除术：

肿瘤部位降结肠溃疡型浸润性中一低（G2—G3）分化腺癌（8140/3），肿瘤分型及等级

肿瘤大小3厘米×3厘米×1厘米，浸润至浆膜下层（T3）肿瘤大小及浸润深度

手术切缘均阴性，肿瘤距近端切缘10厘米，距远端切缘10厘米，淋巴结（16枚）未见肿瘤转移。未见神经和脉管侵犯。淋巴结、神经及脉管侵犯情况

病理分期：pT3N0

其　他：胆囊慢性炎；胆囊腺肌症；胆囊结石。

摘要报告

手术方式：　左半结肠切除术

肿瘤部位：　降结肠

肿瘤大小：　3厘米×3厘米×1厘米

组织学类型：　腺癌（8140/3）

组织学分级：　中一低分化（G2—G3）

显微镜下肿瘤浸润深度：肿瘤穿透固有肌层，浸润至肠壁浆膜下层

手术切缘：　所有肿瘤切缘均阴性

淋巴血管侵犯：　未见

神经侵犯：　未见

癌结节：　未见

AJCC 分期，第八版 肿瘤TNM分期

原发肿瘤(pT)：　T3 肿瘤穿透固有肌层，浸润至肠壁浆膜下层

区域淋巴结(pN)：　N0 无区域淋巴结转移

淋巴结检出总数：16

淋巴结转移总数：0

免疫组化检测结果： 免疫组化结果

CK7（-），CK20（+），CDX-2（+），MLH1（+），PMS2（+），MSH2（+），MSH6（+），P53（+），Ki67（80%+），HER-2（2+），HER-2阳性对照（3+）。

病理医生：　　　　审核医生签字：（章）_____　　报告日期：

（本报告仅供临床参考）

病理检查报告示例

特别提醒

　　人体有成千上万个细胞，它们相互依存，相互联系。病理就是研究疾病发生的原因、发病机制和疾病过程中发生的细胞、组织和器官的结构、功能和代谢方面的改变及其规律。

　　病理切片则是将有病变的组织或脏器经过处理，使之固定硬化，切成薄片，黏附在玻片上，染以各种颜色，以便在显微镜下检查，观察病理变化，作出病理诊断。病理报告是医生诊断肿瘤的依据之一，也是患者获取详尽病情信息的关键途径。

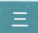

Three 三

结直肠癌的治疗与护理康复

手术治疗、放疗、化疗、靶向治疗及免疫
治疗等多种途径
治疗结直肠癌，个性化治疗方案为最佳
助力患者更有效地与医疗团队协作，共同
抗击结直肠癌

1. 解读结直肠癌的六大治疗方法

在面对结直肠癌这一严峻挑战时，了解不同的治疗方法是理解疾病和做出明智决策的重要一步。结直肠癌的治疗策略因个体差异而异，需实施个性化方案。以下是一些针对结直肠癌的常用治疗方法介绍。

（1）手术治疗

对于早期结直肠癌患者，外科手术通常是首选的治疗手段。此方法旨在切除癌组织、邻近淋巴结及可能受累的周围组织。术前患者需遵循特定的饮食指导，并服用泻药或进行灌肠以清空肠内的粪便；手术当天，患者将被施以全麻以减轻不适，并最大限度地减少痛感；外科团队通过开腹进入腹腔，精确移除肿瘤及其周边受影响的组织；同时，检查淋巴结以确定癌症是否扩散；最后，缝合切口，将患者转移至术后恢复区。

整个过程中，医患双方需紧密配合，以确保治疗计划的个性化及恢复的最佳效果。

结直肠癌手术可能引起的不良反应包括术后疼痛、手术部位肿胀、消化系统功能变化（如排便频率的增加或减少）、食欲减退、疲劳感及感染风险。有时，手术还可能影响肛门控制功能，导致排便困难。尽管这些不良反应在一定程度上属于正常现象，但医生会根据患者的具体情况制订详细的管理计划，以提供最佳的支持与护理。

（2）放疗

结直肠癌放疗是通过高能射线（如 X 线、γ 线）损伤癌细胞的DNA，阻止其生长和分裂，从而达到杀灭或控制癌细胞的目的。这种治疗分为外照射放射治疗和内部放射治疗。外照射治疗通过在体外，利用高能射线直接照射到患者体内的癌细胞，常用于术前减小肿瘤体积或术后清除手术区域残留的癌细胞。而内照射治疗则是通过在患者体内放置射线源，直接照射癌细胞，常用于治疗性放射治疗，特别适用于无法手术的患者。两者在结直肠癌治疗中均具有十分重要的作用，医生会根据患者的具体情况和治疗目标选择最合适的方式。

放疗过程中，患者可能出现全身疲乏、胃肠道不适等不良反应，然而，放疗在提高治愈率、改善患者的生活质量及减少肿瘤复发方面发挥着不可或缺的作用。

为确保治疗效果的最优化，医师在规划治疗计划时会充分考虑患者的个体状况。

（3）化疗

化疗是一种通过静脉注射或口服的抗癌药物来治疗结直肠癌的方法。医生会根据患者的肿瘤类型、病程阶段和体健康状况制订个性化的化疗方案；治疗开始前，患者需进行一系列的检查评估对化疗的适应性并了解可能的不良反应；治疗过程中，化疗药物以静脉注射或口服的方式进入患者体内后通过血液循环到达全身，以抵达癌细胞并进行作用。

结直肠癌化疗常用的药物包括 5- 氟尿嘧啶（5-FU）、亚叶酸钙（钙福莱）、奥沙利铂、伊立替康和替加氟，它们可以单独使用或以FOLFOX、FOLFIRI 等方案组合应用。结直肠癌化疗的整个治疗周期可能分为多个疗程，每个疗程之间有一定的休息期，以便患者从治疗的不良反应中恢复。

化疗药物在攻击癌细胞的同时，也可能会影响正常细胞，从而引起一系列不良反应，比如恶心、呕吐、脱发、疲劳及血细胞计数下降等情况。这些不良反应的发生与化疗药物的种类、剂量和治疗周期的长短有关。患者应提前了解这些可能的不适情况，以便更好地准备和应对。

（4）靶向治疗

与传统的化疗和放疗不同，靶向治疗通过精确攻击癌细胞的特定分子或通路，来抑制肿瘤的生长和扩散，同时，将对正常细胞的损伤最小化。医生通过生物标志物检测和分子分析来确定肿瘤是否表达特定的分子靶点，如表皮生长因子受体（EGFR）、血管内皮生长因子（VEGF）；确定患者适合进行靶向治疗后，医生选择合适的靶向药物进行治疗。其给药方式可能为口服或静脉注射，具体取决于药物类型和患者的状况；治疗期间，患者需要定期检查以监测肿瘤反应和药物不良反应。结直肠癌靶向治疗的常用药物包括针对EGFR的西妥昔单抗和帕尼单抗，以及针对VEGF的贝伐珠单抗和雷莫芦单抗。

尽管靶向治疗在减少对正常细胞损害方面较传统化疗更具优势，但其仍可能引起一些不良反应，如皮肤问题（皮疹和干燥）、疲劳、高血压、腹泻和口腔溃疡等。此外，在某些情况下，靶向治疗可能导致更严重的问题，如产生心脏损伤或肝脏功能障碍。

（5）免疫治疗

免疫治疗是指利用人体免疫系统的力量来识别和攻击癌细胞，其核心在于激活或增强患者自身的免疫系统，以便于更有效地对抗肿瘤。

治疗前对患者进行评估以确定适用的治疗类型，如免疫检查点抑制剂、细胞治疗（如CAR-T细胞治疗）或肿瘤疫苗；随后，患者将接受一系列治疗，如药物注射、细胞输注或其他适用的治疗手段。在整个治疗过程中，医生会密切监测患者的反应和病情进展。

结直肠癌免疫治疗产生的不良反应可能包括轻微的皮肤反应、疲劳、发热，以及影响身体多个系统的严重免疫相关不良事件，如消化系统（腹泻或便秘）、内分泌系统（甲状腺功能异常）和肝脏功能（肝炎）。接受免疫治疗的患者需要在医生的指导下进行定期检查和评估，以确保治疗的安全性和有效性。

特别提醒

　　放化疗在结直肠癌的治疗中发挥着重要作用，尤其在辅助治疗、转移性疾病和术后治疗中，可提高患者的生存率和生活质量。未来随着分子靶向治疗和免疫治疗等领域的不断发展，结直肠癌的放疗、化疗方案也将得到更多的个体化和精准化设计，以达到更好的治疗效果。

2. 结直肠癌手术大作战

　　手术治疗是结直肠癌主要的治疗手段。手术的切除范围根据肿瘤的分期可以分为以下三类：局部切除、根治性切除和姑息性手术。

（1）局部切除

　　局部切除主要适用于 0 期、部分 I 期。早期结肠癌行内镜下切除或局部切除必须满足如下要求：肿瘤直径 < 3 厘米；肿瘤侵犯肠周 < 30%；切缘距离肿瘤 ≥ 1 毫米；活动，不固定；仅适用于 T1 期肿瘤；高－中分化；治疗前影像学检查无淋巴结转移的征象；肿瘤出芽 G1（肿瘤细胞的形态较为正常，分化程度较高，细胞核分裂活跃度较低）。

　　早期直肠癌如经肛门切除（非经腔镜或内镜下）必须满足如下要求：肿瘤直径 < 3 厘米；肿瘤侵犯肠周少于 30%；切缘距离肿瘤 > 3 毫米；肿瘤活动，不固定；距肛缘 < 8 厘米；仅适用于 T1 期肿瘤；无血管淋巴管浸润或神经浸润；高－中分化；影像学检查无淋巴结转移的征象；有条件行全层切除术。

（2）根治性切除

根治性切除指的是切除足够的肠管及相应的系膜，清除区域淋巴结，适用于Ⅱ期、Ⅲ期、部分Ⅳ期。结肠癌的根治性切除根据肿瘤发生的部位可分为右半结肠切除术、横结肠切除术、左半结肠切除术、乙状结肠癌根治术。直肠癌的根治切除手术主要关注的问题之一为是否要保留肛门，低位前切除，即保肛手术Dixon，适用于距离齿状线5厘米以上的直肠癌。但若肿瘤距离肛门位置很近，就要行经腹会阴联合切除，也称迈尔斯（Miles）手术，该手术不能保留肛门，在左下腹会有一个永久性的造口。还有一类手术相对少见，即Hartmann手术，适用于全身一般情况较差，不能耐受迈尔斯手术或肠梗阻等，做近端暂时性的造口和远端封闭手术。

（3）姑息性手术

姑息性手术适用于不能根治性切除的Ⅳ期。根据国家卫生健康委员会《中国结直肠癌诊疗规范（2023版）》，结肠肿瘤局部晚期不能切除，建议给予包括手术在内的姑息性治疗，如近端造口术、短路手术、支架植入术或肠梗阻导管置入术等。若直肠肿瘤局部晚期不能切除或患者经临床评估不能耐受手术，推荐给予姑息性治疗及支持治疗，包括选用介入治疗或放射治疗来处理不可控制的出血和疼痛，以及近端双腔造口术、肠梗阻导管置入术、支架植入来处理肠梗阻及支持治疗。

特别提醒

需要注意的是，没有适合所有人群、疾病状态的全能手术，患者应根据自身情况与手术医生共同讨论，选择最适合自己的治疗方式。

3. 化疗在结直肠癌治疗中的应用

结直肠癌的化疗是指使用药物治疗来控制或消灭癌细胞的治疗方式。这种治疗通常作为术前（术前化疗）、术后（术后化疗）或晚期结直肠癌的治疗方式。化疗通过靶向癌细胞的脱氧核糖核酸（DNA）、核糖核酸（RNA）和其他细胞部分来抑制癌细胞的生长和扩散。该治疗方法的目的是通过杀死或抑制癌细胞的生长，达到控制肿瘤生长、缓解症状、延长患者生存时间、降低复发风险的效果。通常用于术后患者，特别是在肿瘤已经扩散到淋巴结的情况。

化疗在结直肠癌治疗中有以下应用。

（1）术前化疗

术前化疗的主要目的是缩小肿瘤的大小，从而使肿瘤更容易被手术切除。此外，术前化疗还可减少肿瘤转移的风险，提高手术的成功率。常用的化疗药物包括 5-FU、卡培他滨、奥沙利铂等，这些药物可以单独应用或联合使用。通常在术前的数周至数月内进行化疗，具体方案会根据患者的情况和肿瘤的特点而定。在术前化疗期间，患者通常需要进行定期的肿瘤标志物测定和影像学检查，以评估化疗的效果。

（2）术后化疗

术后化疗旨在清除术后残留的癌细胞，并降低术后复发和转移的风险。通常也会使用 5-FU、卡培他滨、奥沙利铂等化疗药物，但在术后应用时，药物剂量和周期可能会有所不同。术后化疗通常在术后的数周至数月内开始，具体方案因人而异，一般需要根据患者的术后康复情况和术前治疗效果来确定。

（3）转移性结直肠癌

对于转移性结直肠癌患者，在手术和放疗无法治愈的情况下，化疗可以通过靶向转移灶，控制症状，提高生存率。

化疗也会伴随一系列的不良反应，如消化道反应（恶心、呕吐、腹泻）、骨髓抑制（贫血、白细胞减少、血小板减少）、神经毒性、脱发、疲劳和增加感染风险等。医生会根据患者的情况进行监测和调整治疗方案，并给予相应的支持治疗以减轻不良反应。

延伸阅读

结直肠癌常用的化疗药物有哪些

化疗药物常用的有氟尿嘧啶类药物（如5-FU、卡培他滨）、铂类药物（如奥沙利铂、氧铂）、长春碱类药物（如伊立替康）、替莫唑胺、亚叶酸钙等。

结直肠癌化疗的常用方案

方案名称	包含药物	治疗
FOLFOX 方案	5-FU、奥沙利铂和白蛋白 -PEG 化的干扰素 - α2b	广泛用于晚期结直肠癌的治疗
FOLFIRI 方案	5-FU、亚叶酸钙和伊立替康	经常用于术后治疗和转移性结直肠癌患者
CAPEOX 方案	卡培他滨和奥沙利铂	通常用于治疗转移性结直肠癌
XELOX 方案	卡培他滨和奥沙利铂	常用于术后治疗和转移性结直肠癌治疗

以上化疗方案通常会根据患者的具体情况进行调整，例如根据肿瘤的分期、转移情况、耐药性等因素来选择合适的方案。同时，这些方案有时会与靶向药物联合使用，以提高治疗效果。患者应在临床医生的指导下进行化学治疗，并根据医生的建议选择个体化的治疗方案。

4. 结直肠癌都适合放疗吗

结直肠癌是一种常见的恶性肿瘤，其治疗是一个综合性的过程。由于结肠蠕动导致位置不固定，以及周围小肠对放射线敏感，故结肠癌一般不作放疗。而对直肠癌而言，放疗却是必不可少的一种治疗手段。即使是晚期直肠癌患者，经过放疗、靶向治疗及手术切除等综合治疗后，其5年生存率也可达52.5%。

结直肠癌的放射疗法是一种治疗手段，使用高能量的粒子如 X 线或 γ 线，精确地瞄准癌症区域，破坏癌细胞的 DNA，阻止其生长和分裂，减少对周围正常组织的损伤。放疗可用于多个阶段的结直肠癌治疗中，主要用于可手术的直肠癌术前术后辅助治疗，不可手术的局部晚期直肠癌的综合治疗，以及晚期直肠癌的姑息减症治疗。放疗通常与手术、化疗等其他治疗方法联合应用。

放疗通过外部照射或内部照射的方式进行。外部照射通过放射线机器从体外照射肿瘤部位，而内部照射则是将放射性物质直接植入肿瘤组织内部。放疗的主要目的是破坏癌细胞的 DNA 结构，遏制癌细胞的生长和扩散，以达到治疗的效果。值得注意的是，放射线对周围正常组织细胞也有破坏作用。放疗过程中可能会出现一系列不良反应，如皮肤红肿、腹泻、疲劳和排尿问题等。这些不良反应通常会在放疗结束后逐渐缓解。

结直肠癌一般采用外部放疗为主。放射治疗与化学药物联合使用，即放化疗联合治疗，可起到协同增效的作用，被广泛应用于结直肠癌的治疗。

在结直肠癌治疗中，放疗的应用情况包括以下几个方面。

（1）术前放疗

对于局部晚期的结直肠癌，术前放疗被用来减小肿瘤体积，降低肿瘤的浸润深度，从而使手术切除更容易实施，这种方法也被称作新辅助放疗。因此，术前放疗可提高手术切除的成功率，减少局部复发的风险。

（2）术后放疗

对于一些高危患者或术后残留的癌细胞，术后放疗同样可以抑制肿瘤细胞的生长，还可减少复发的风险，提高患者的生存率。

（3）转移性结直肠癌

放疗也可用于控制转移性结直肠癌的生长，缓解相关症状，提高患者的生存率和改善生活质量。

直肠癌的放疗原则有以下几点。

- 采用 5-FU 基础之上的同步化放疗。
- 可采用三维适形放疗或常规照射技术。
- 术后辅助治疗一般在术后 4 周，身体基本恢复后进行。
- 术前放化疗应在取得病理证实后进行。

延伸阅读

哪些结直肠癌患者适合放疗

对于可手术切除的结肠癌，术前、术后辅助放疗无意义。放疗用于结肠癌仅限于以下情况。

- 局部肿瘤外侵固定无法手术。
- 术中局部肿瘤外侵明显，手术无法切净予以银夹标记。
- 晚期结肠癌患者发生骨或其他部位转移而引起疼痛时的姑息止痛治疗。
- 如果术中发现肿瘤无法手术切除或无法手术切净时，也可考虑术中局部照射再配合术后放疗。
- 除晚期结肠癌姑息止痛治疗外，结肠癌的放疗应当基于 5-FU 之上的同步化放疗。

5. 精准打击癌细胞的靶向治疗

顾名思义，靶向治疗就如同箭矢精确命中靶心一样，在细胞分子水平上，利用大量的生物信息学和实验方法证明致癌位点，再通过设计相应的治疗药物，使其进入体内后，会特异地选择致癌位点，攻击癌细胞的特定弱点，实现抑制肿瘤细胞生长或促进凋亡的抗肿瘤作用，同时尽量减少对正常细胞的损害。这种特殊而又精准的治疗方法已经广泛应用于结直肠癌的治疗。不良反应有皮肤问题、高血压和疲劳。

（1）以 VEGF/VEGFR 为靶点的靶向治疗

VEGF 是一种高度特异性的促血管内皮细胞生长因子，其作用包括促进血管通透性增加、细胞外基质变性、血管内皮细胞迁移、增殖和血管形成等。肿瘤的生长需要脉管系统来提供营养，而这个过程由刺激血管形成因子来开启。VEGF 与受体细胞外区域结合使得其分子构象发生改变，引发受体酪氨酸自身的磷酸化，之后激活了一系列的复杂信号通路，在多种肿瘤的发病机制中占据重要作用。

目前，针对 VEGF/VEGFR 通路的抗肿瘤药物可分为单克隆抗体与小分子酪氨酸激酶抑制剂两类。其中，单克隆抗体如同精确制导的导弹，包括贝伐珠单抗、阿柏西普和雷莫芦单抗等。贝伐珠单抗这枚特制的"导弹"能选择性地与 VEGF-A 结合，有效阻断其与受体的相互作用，从而削弱肿瘤细胞新生血管的生成并降低血管通透性。阿柏西普则如同一把紧密贴合的"锁"，通过与 VEGF 紧密结合，降低肿瘤细胞血管的通透性，进一步抑制新生血管的形成。

小分子酪氨酸激酶抑制剂则像多功能的干扰器，包括瑞戈非尼和呋喹替尼。瑞戈非尼作为一种口服抑制剂，如同多功能的干扰器，能够同时阻断多种信号通路，从而抑制肿瘤的生成和新血管的发生，进一步发挥抗肿瘤的作用。呋喹替尼则是中国自主研发的一款高度特异性选择的抗肿瘤药物，如同一把精准的"狙击枪"，主要针对 VEGF1、VEGF2、VEGF3 进行狙击。在细胞层面上，其能抑制 VEGF 的磷酸化过程，从而阻止血管内皮细胞的增殖和血管生成。

（2）以 EGFR 为靶点的靶向治疗

表皮生长因子（EGFR）是一种单链低分子多肽。其与靶细胞上的受体特异性识别结合后，触发一系列生化反应，促进靶细胞的 DNA 合成及有丝分裂，对多种恶性肿瘤细胞的生物学进展具有重要作用。在结直肠癌中，有 40% ~ 70% 的癌细胞均能检获 EGFR 表达，且 EGFR 与结直肠癌的转移能力增强及生存率的下降均有联系。目前，广泛使用的 EGFR 抑制剂包括西妥昔单抗和帕尼单抗。

西妥昔单抗是一种 IgG 抗体，可以竞争性地抑制内源性配体的结合，诱导抗体依赖细胞介导的细胞毒性作用，激活凋亡前分子，在化疗或放疗过程中具有较强的协同作用。其药物耐受性好，不良反应大多可耐受，最常见的是痤疮样皮疹、疲劳、腹泻等。其他不良反应还有白细胞计数下降、呼吸困难等。皮肤不良反应（痤疮样皮疹、皮肤干燥、裂伤和感染等）多数可自然消失。

而帕尼单抗是一种完全人源化的 IgG2 单克隆抗体，可以阻止配体诱导 EGFR 羧基残端的自身磷酸化和信号转导，主要作用于增加肿瘤细胞凋亡，抑制其生长和侵袭。

（3）其他靶点

近年来，随着测序技术的提升和生物信息学的快速发展，结直肠癌靶向治疗领域不断涌现出新的治疗靶点和药物，包括已经证实的 HER-2、BRAF 靶点和新兴的 NTRK、KRAS 等。新型抗体偶联药物 DS-8201 结合了曲妥珠单抗和 TOPO-I 抑制剂的特性，在患者对曲妥珠单抗产生耐药性后，仍能有效地抑制 HER-2 阳性的转移性结直肠癌。此外，NTRK 抑制剂如拉罗替尼、恩曲替尼也逐渐受到关注，KRAS G12C 抑制剂的研发也取得了显著进展，有望在未来几年内获得批准。

6. 强健自身免疫系统，对抗癌细胞

免疫治疗是指通过激活或增强患者自身的免疫系统来识别并攻击癌细胞，目标是帮助免疫系统更好地识别和消灭癌细胞，适用于表达特定免疫标记的肿瘤。免疫治疗在术后成了一种革命性的疗法，再加上放化疗和靶向治疗，结直肠癌的治疗有了全新的突破。免疫治疗作为新的有效抗肿瘤方法，可以激活患者自身的免疫系统对抗癌症，为结直肠癌患者提供了替代治疗方案。但免疫治疗也有不良反应，包括免疫相关的皮肤、肠道、肝脏和内分泌问题。

目前，免疫检查点抑制剂（ICI）是主要的抗结直肠癌的免疫治疗方式。近年来，嵌合抗原受体修饰 T（CAR-T）细胞和基于溶瘤病毒的免疫治疗也逐渐成为结直肠癌的新疗法，共同推动了结直肠癌免疫疗法的发展。

MMR/MSI 系统是结直肠癌分类的关键，可用于制订治疗计划。微卫星是由较多核苷酸组成的重复序列，重复单元由 1～6 个核苷酸构成。当肿瘤细胞中微卫星重复单位发生改变时，就会导致微卫星不稳定（MSI）。DNA 错配修复（MMR）系统能识别和修复 DNA 损伤，纠正复制过程中的错误，以对抗这些问题。MMR 有错配修复功能缺陷（dMMR）和完整（pMMR）两种。dMMR 表现为缺乏 MMR 蛋白，当 MMR 系统出问题时，遗传错误无法修复，永久整合到肿瘤 DNA 中，称为高度不稳定（MSI-H）。而 pMMR 中，MMR 蛋白正常，分为低度不稳定（MSI-L）和稳定（MSS）。

近年来，免疫标志物的研究不断深入，对结直肠癌的治疗策略产生了重要影响。MMR 蛋白缺乏和 MSI 稳定性成为关键的治疗指导指标。同时，高 TMB 对预测 ICIs 治疗在大肠癌中的效果也具有一定价值。MMR/MSI 分类系统也对指导结直肠癌患者免疫治疗策略决策具有重要意义。

（1）dMMR/MSI-H 结直肠癌

由于大多数 dMMR/MSI-H CRC 亚型患者具有高 TMB 的特性，ICIs 和免疫疗法对高 TMB 患者具有极好的治疗效果。因此，ICI 免疫治疗策略已成为 dMMR/MSI-H 亚型患者的主要临床治疗方法，包括 PD-1 抑制剂单药治疗和联合 VEGF 抗体治疗。

（2）pMMR/MSS 结直肠癌

对于 pMMR/MSS CRC 亚型患者，ICI 治疗不能达到最佳疗效。当存在 MSI 时，肿瘤细胞释放许多通常位于肿瘤膜内的肿瘤相关抗原（TAA），然后被位于肿瘤免疫微环境中的抗原呈递细胞（APC）吸收和呈递，增强 T 细胞的抗肿瘤能力。然而，对于结直肠癌的 pMMR/MSS 亚型，DNA 结构过于稳定，无法释放 TAAs，从而阻止免疫系统激活或诱导激活的免疫细胞无法识别肿瘤细胞。因此，PD-1 抑制剂对于此种亚型的结直肠癌疗效不佳。迄今为止，较多研究表明，化疗、分子靶向治疗和放疗会导致癌细胞的免疫原性细胞死亡（ICD）。ICD 后，肿瘤细胞暴露于大量 TAA，释放损伤相关分子模式和促炎细胞因子，可有效促进免疫细胞浸润，激活 APC。这些可能为免疫应答低下的 pMMR/MSS 结直肠癌患者提供新的免疫治疗策略。

（3）pMMR/MSI-L 结直肠癌

对于 pMMR/MSI-L CRC 亚型患者，癌细胞的微卫星稳定性介于 MSI-H 和 MSS 亚型之间，因此，该亚型几乎无特定的肿瘤特征。迄今为止，MSI-L 亚型常用的免疫治疗策略分为三类，即 CTLA4 抑制剂、PD-1 抑制剂和 PD-L1 抑制剂，及其组合。

综合目前的研究结果来看，免疫治疗在 dMMR/MSI-H 患者中具有较好的效果，不论是对可手术患者的新辅助治疗，还是晚期患者的一线治疗或多线治疗均有效。NICHE 系列研究为结肠癌的新辅助免疫治疗开辟了新的可能性，但高缓解率是否能转化为生存获益还需要更多的研究证据。在 MSS/pMMR 型结直肠癌领域，免疫治疗面临机遇和挑战并存的现状，但通过化疗、抗血管治疗和免疫治疗的联合模式，可能会给 MSS/pMMR 型结直肠癌患者带来获益，真正实现免疫治疗的普及。

7. 辅助治疗与新辅助治疗有什么不同

手术治疗是结直肠癌优选的方案，但如果肿瘤过大或其他因素导致无法根治切除，应如何应对？部分患者即使接受手术切除了肿瘤，术后仍可能会出现复发或转移，这源于术前可能已存在微小转移病灶，而常规检测手段难以察觉。因此，在根治性手术前后，部分患者需辅以化疗、靶向药物等手段，以期实现治疗效果的倍增。术前这一综合疗法被统称为"新辅助治疗"，而术后的相应治疗则称为"辅助治疗"。

新辅助治疗的主要目的为缩小肿块、杀灭转移细胞，以保证后续手术顺利开展。胃肠道恶性肿瘤的主要治疗方法仍为外科手术辅以放化疗，但术后高复发率和 5 年低生存率等特点成为影响患者生命健康的重大问题。相对于外科手术辅以放化疗的传统常规疗法，新辅助治疗是将放疗、化疗、介入治疗、靶向治疗、免疫治疗等前移至术前的治疗方式，具有提高根治率、延长生存时间和改善生存质量等优良特点。由于胃肠道恶性肿瘤患者难以通过传统常规疗法显著延长生存期，近年来，新辅助治疗所展现的优势在各种恶性肿瘤的治疗中愈发明显，逐渐纳入最新权威诊疗指南的推荐治疗标准。

医生会根据患者的术后恢复情况综合评估辅助治疗的启动时机。一般而言，若身体状况允许，建议于术后 4 周左右启动辅助化疗；若恢复不佳，可适当推迟，但需注意，延迟化疗可能影响其疗效，特别是术后 2 个月后才开始的治疗，其效果将明显减弱，而术后 3 个月再行化疗则获益有限。辅助放疗则原则上应在术后 3 个月内启动。

术后辅助化疗一般维持 3~6 个月，具体的时长由医生根据不同的化疗方案和患者病情确定。不同的化疗方案，化疗周期不一样（化疗周期是指两次化疗之间的间歇期）。化疗周期是根据化疗药物的在体内代谢特点、肿瘤细胞的增殖周期科学制订的。通常 2 周为一个周期的方案，共进行 6~12 个周期；3 周为一个周期的方案，要进行 4~8 个周期，总时间为 3~6 个月。

辅助治疗的实施具有高度的个体化特征，医生会在化疗期间定期进行全面检查，包括血常规、血生化、心电图、血清肿瘤标志物及胸腹盆腔 CT 等，以评估化疗药物的不良反应，并据此调整药物剂量或决定是否停用，同时监测肿瘤复发或转移情况。在充分权衡辅助治疗的利弊后，医生会制订合理方案，供患者及家属共同商议决定。

新辅助治疗的多重益处包括提升手术切除率与局部控制率，延长患者生存期；减少术后并发症；缩小肿瘤体积，增加保肛机会，提高生活质量；降低肿瘤负荷与手术难度，减少术中肿瘤细胞播散；提高术前放疗敏感性；以及可能避免直接手术，最大限度地保留器官结构与功能，从而进一步提升患者的保肛率及生活质量。关于何种药物适合结直肠癌术后的辅助治疗和新辅助治疗。

目前，结直肠癌术后辅助治疗常用的药物有：氟尿嘧啶类的药物，如 5-FU、卡培他滨等；铂类药物，如奥沙利铂等；靶向药物。具体方案可以选择上述药物的联合或者单药方案治疗（部分药物不能单独应用）。比如 RAS 和 BRAF 均野生型的患者，可选择 FOLFOX/FOLFIRI（甲酰四氢叶酸、氟尿嘧啶、奥沙利铂）/（甲酰四氢叶酸、氟尿嘧啶、伊立替康）± 西妥昔单抗的治疗方案。目前，诊疗指南优先推荐原发灶在左侧的患者使用西妥昔单抗，在右侧的患者则使用贝伐珠单抗。

延伸阅读

关于辅助治疗

"新辅助治疗"命名旨在与"辅助治疗"相区分，其概念早在美国国家综合癌症网络（NCCN）直肠癌诊治指南（2007版）中首次提出，患者无须担忧。目前，新辅助治疗联合其他方法已成为部分特定指征患者的标准治疗方案。例如，我国2019年最新版诊疗指南已根据肿瘤位置（左侧还是右侧）推荐不同的靶向药物作为新辅助治疗的一线选择，如西妥昔单抗和贝伐珠单抗等成熟靶向药物，均推荐用于结直肠癌新辅助治疗。

除了化疗、放疗、靶向治疗、免疫治疗，还有一种辅助治疗——支持性护理，即为疼痛管理、营养支持、心理健康和社会支持等，适用于所有结直肠癌患者旨在帮助患者管理症状和不良反应，提供心理和社会支持，改善患者的整体福祉和生活质量，帮助他们更好地应对癌症和相应治疗的影响。

辅助治疗方法可单独使用，也可结合使用。选择治疗方法时，医生会根据患者的整体健康状况、癌症的具体特点（阶段、类型等）及患者的偏好来制订治疗计划。

8. 结直肠癌到晚期了，还有治疗的希望吗

晚期结直肠癌是指癌症已经进展到相对较晚的阶段。此时，癌细胞可能已经扩散到结直肠周围的淋巴结、其他邻近组织或远处器

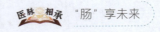

官。晚期结直肠癌分为Ⅲ期和Ⅳ期。虽然治愈的可能性降低，但现代医学提供了多种治疗方法可控制病情、缓解症状、提高生活质量并延长生存期。

（1）Ⅲ期结直肠癌的治疗

Ⅲ期结直肠癌已扩散至附近淋巴结，但未远处扩散。此阶段的标准治疗包括手术切除癌变结肠部分（部分结肠切除术）及附近的淋巴结。化疗常用 FOLFOX（5-FU、亚叶酸钙和奥沙利铂）或 CapeOx（卡培他滨和奥沙利铂）方案，部分患者可根据年龄和健康需求单独使用 5-FU 和亚叶酸钙或卡培他滨。

对于一些无法通过手术完全切除的患者，可能需联合放疗即新辅助放化疗来缩小肿瘤，以便日后可通过手术将其切除。对于一些已通过手术切除，但存在附近器官附着或具有阳性切缘（某些癌症可能被遗留下来）者，建议进行辅助放疗。对于健康状况不足以进行手术的患者而言，放射治疗和 / 或化疗可能是一种选择。

（2）Ⅳ期结直肠癌的治疗

Ⅳ期结直肠癌已扩散到远处的器官和组织，最常扩散到肝脏，还可能扩散到肺、脑、腹膜（腹腔内壁）或远处淋巴结。在大多数情况下，手术治愈的可能性降低。但若肝脏或肺部仅有几个小区域的癌症扩散（转移），可尝试进行手术切除病变的结肠部分及少量的癌症扩散区域。

如果癌症扩散广泛，无法通过手术治愈，化疗是主要的治疗方法。Ⅳ期结直肠癌化疗方案通常使用多药联合治疗，以提高疗效和控制疾病进展，常用的药物组合包括 FOLFOX（5-FU、亚叶酸钙和奥沙利铂）、FOLFIRI（5-FU、亚叶酸钙和伊立替康）及含有靶向药物（如贝伐珠单抗或西妥昔单抗）的方案，具体方案选择取决于患者的个体情况和肿瘤的分子生物学特征。如果癌症阻塞结肠，则需要通过在结肠镜检查期间将支架（空心金属管）放入结肠，以保持结肠开放、进行结肠切除术或结肠造口术（在癌症水平以上切割结肠，并将末端连接至腹部皮肤上的开口以排出废物）。对于癌细胞中某些基因或蛋白质发生变化的患者，可以选择靶向治疗。对于癌细胞具有高水平微卫星不稳定性（MSI）或其中一个 MMR 基因发生变化的患者，初始化疗后的一个选择可能是使用免疫治疗药物进行治疗，例如派姆单抗或纳武单抗。

特别提醒

晚期结直肠癌的治疗需要个体化，综合考虑患者的病理特点、健康状况和治疗反应。治疗的主要目标是控制疾病的进展，缓解症状，提高患者的生活质量，并尽可能延长生存时间。随着医学研究的进展，新的治疗方法和策略不断涌现，为晚期结直肠癌患者带来希望。

9. 多学科综合治疗——团队的力量

在现代医学领域，多学科综合诊疗管理模式（MDT）在结直肠癌治疗中展现出显著优势。相较于传统的单学科治疗模式，MDT 通过汇聚外科、内科、肿瘤科、影像科、放射科、病理科乃至中医、营养科等多领域专家，为患者提供全面、精准、个性化的治疗方案。

结直肠癌在临床一般采用综合治疗，在多学科协作模式下应用个体化治疗原则。如何最精确有效地实行联合治疗，是 MDT 要解决的关键议题。在早期结直肠癌未侵犯肠壁肌层的情况下，内镜切除也可达到根治效果。而更晚期的阶段，特别是进展期结直肠癌，重点是外科手术治疗，旨在切除肿瘤和受影响的周围组织。同时，会采取一些辅助治疗手段，包括放化疗、免疫靶向治疗、对症支持治疗等，综合运用多种辅助策略根除残留的癌细胞，以期提高手术切除率、减少复发、提高生存率、延长患者生存时间、提升整体生活质量。相反，如果评估过后认为患者的肿瘤局部不可切除、发现多个远处不可切除的转移病灶，或表明患者无法承受麻醉和手术过程，此时手术切除可能不是最佳的选择。

在这种情况下，如何选择治疗方案无疑是一个专业问题，需要由专业人士来解答。幸运的是，随着医疗模式的进步，患者如今无须再奔波劳碌，寻求多方治疗意见。MDT 模式能够提供"一站式"解决方案，极大地方便了患者。MDT 模式秉持以患者为核心的理念，依托前沿医学研究成果，将来自不同学科的专家智慧汇聚一堂。通过深入的病例讨论，专家们能够综合各自的专业知识，为患者量身打造一套影响最小、获益最大的综合治疗方案。这一模式不仅体现了医疗团队的专业协作精神，更旨在促进医护人员与患者之间的紧密合作，共同面对疾病这一挑战，携手战胜病魔。

这种协作治疗的优势显而易见。首先，通过多学科评估讨论，能够得到更准确的肿瘤分期，从而明确癌症扩散的程度。可结合患者的年龄、基础疾病、合并症和肿瘤的分子病理，选择相应的检查

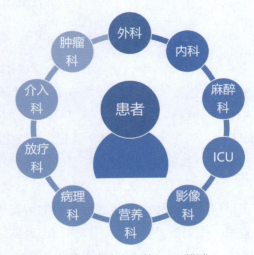

"以患者为中心" 的 MDT 模式

和治疗手段。早期结直肠癌患者往往期望目标完全根治；而其他情况下，可能会将重点放在姑息性减轻症状和改善生活质量上。MDT强调个性化治疗，不仅考虑疾病本身，还考虑患者的个体因素、经济水平，从而对治疗策略进行优化。就好比在装满专用仪器的工具箱前，医生们共同研讨，为患者精心挑选最有效的治疗工具，旨在追求最佳的治疗效果，从而延长患者的生存期限。此外，MDT内部的紧密协作简化了治疗路径，确保患者能够得到及时干预，而不会造成不必要的延误。这种配置不仅使患者受益，也符合卫生经济学效益，可通过有限的预算取得最大的回报。

MDT的应用为结直肠癌患者提供了全面、规范、科学且有效的治疗路径。从门诊初诊到入院治疗，从术前准备到术后康复，众多临床科室与医技科室在患者诊疗的全链条中给予了强有力的支撑。展望未来，随着信息技术的飞速发展、大数据分析的广泛应用，以及免疫学、分子生物学等医学与工学交叉领域的不断突破，多学科综合诊疗模式将开启全新的治疗可能。我们有理由相信，这条通往健康与希望的征途将不断沿着科学前沿稳步前行，为肿瘤患者带来更多福音。

10. 结直肠癌手术后怎样减少复发率

术后复发是指结直肠癌患者在接受手术治疗后，肿瘤在术后的一段时间内再次出现或继续增长。尽管手术被认为是治愈结直肠癌的主要方式，但术后复发仍然是一个可能面对的严峻问题。

结直肠癌术后复发的发生率取决于多种因素，包括肿瘤的分期、分化程度、淋巴结转移情况、手术清扫情况等。一般而言，早期肿瘤（分期较浅）的术后复发率相对较低，而晚期肿瘤（分期较深）

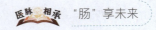

的复发率则较高。

术后复发的类型包括局部复发（在手术切除区域内再次出现肿瘤）和远处转移（肿瘤转移到其他部位）。局部复发可能表现为手术切口处的肿块或疼痛，而远处转移则可能涉及肝脏、肺部等器官。

为降低结直肠癌的术后复发率，临床上常采取多种策略。

（1）规范治疗

进行标准的手术和术后治疗，包括化疗和放疗，以确保尽可能清除残留的癌细胞。

（2）淋巴结清扫

对于具有较高转移风险的患者，淋巴结清扫可以帮助减少肿瘤转移的风险。

（3）个体化治疗方案

制订个性化的治疗方案，根据患者的分期、年龄、健康状况和肿瘤的分子特征等制订治疗方案。

（4）随访和监测

定期进行随访和检查，包括临床检查、影像学、肿瘤标志物检测等，以及在出现任何异常症状时及时就医。

（5）健康生活方式

保持健康的生活方式，包括良好的饮食习惯、适量的运动、戒烟和限制饮酒等，有利于提高身体免疫力，减少癌症复发的风险。

（6）结直肠镜检查

定期进行结直肠镜检查，尤其是在术后的监测期内，可以帮助及早发现和治疗任何复发的可能。

（7）心理咨询和支持

积极面对治疗过程中的压力和焦虑，寻求必要的心理咨询和支持，有助于促进身心康复。

对于已经复发的结直肠癌患者，治疗选择通常取决于复发部位和患者的整体情况。针对局部复发的患者，可能需要进行手术切除或其他局部治疗，而针对远处转移患者，则可能需要化疗、靶向治疗或其他系统治疗。

术后复发是结直肠癌治疗中的一个重要问题，对患者的生存率和生活质量有重要的影响。个性化的治疗方案和精准的随访监测是降低术后复发风险的关键。

11. 了解一下什么是人造肛门

人造肛门也被称为肠造口，是用手术的方式将一段肠管拉出，并把肠管的开口缝在腹壁上，以代替肛门，排出人体排泄物。人造肛门是腹腔内肠道的一部分，表面柔软、光滑，只有肠黏膜覆盖，因而受到摩擦后容易出血。在正常情况下，人造肛门的颜色与口腔黏膜的颜色类似。

需要注意的是，人造肛门不具备正常肛门的痛觉和括约肌，因此不能控制粪便的排出，需要佩戴造口袋来收集排泄物。

人造肛门可根据不同情况分成数类。

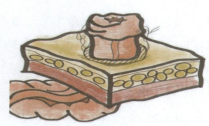

人造肛门

（1）根据手术目的划分

根据手术目的一般将人造肛门划分为临时性肠造口和永久性肠造口。其中，临时性肠造口是暂时通过造口将肠内容物排出体外，使得"下游"或远端的肠管得以休息和愈合，一段时间之后可将造口还纳。而永久性肠造口用于直肠肛管切除术后，该情况下的肠道延续性不能恢复，造口用于替代肛门排出粪便。

（2）根据造口方式划分

端式（单腔）造口大多是永久性造口。先切除病变的肠段，游离近端肠道，将近端肠道通过腹壁切口拉出腹壁，黏膜外翻并与腹壁缝合。该情况下的远端肠管通常移除或封闭于腹腔内。

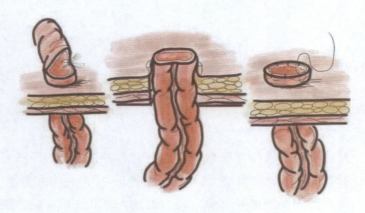

端式（单腔）造口

袢式造口（双腔造口）是将一段肠道经腹壁切口拉到腹壁表面，并使用支撑棒或支撑架支撑，防止肠管缩回腹腔，纵向切开肠壁，黏膜外翻形成两个开口，分层缝合、固定于腹壁。袢式造口近端为功能袢，可有粪便排出，远端为非功能袢。袢式造口的支架通常放置 10 ~ 14 天。

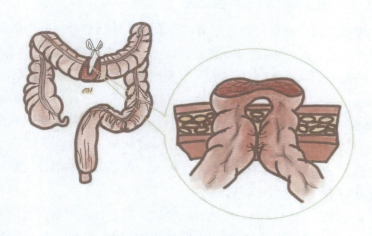

祥式造口（双腔造口）

双腔造口（非祥式）是将一段肠道横向切开至完全分离，并分别经腹壁切口拉到腹壁表面，黏膜外翻，作为一个整体缝合、固定于腹壁。与祥式造口类似，双腔造口的近端为功能祥，可有粪便排出，远端则为非功能祥。

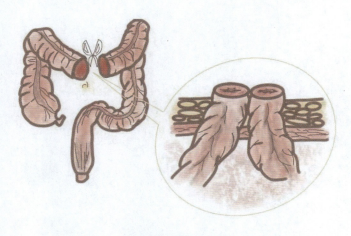

双腔造口（非祥式）

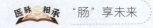
（3）根据造口的器官划分

根据造口所在的器官可划分回肠造口和结肠造口，其中结肠造口又可细分为盲肠造口、横结肠造口、乙状结肠造口等。

回肠造口一般位于右下腹，呈椭圆形，常见为双腔袢式造口。回肠造口多属于临时性造口，大多可行造口回纳术。由于回肠的肠管较细，因此，回肠造口的直径偏小，造口底盘和造口袋的粘贴更为方便。但回肠造口的排泄物多为水便或稀便，且量多，含有大量消化酶，对造口周围皮肤的腐蚀性较大，容易发生刺激性皮炎，导致皮肤破溃、出血、疼痛明显等。

横结肠造口一般位于左侧或右侧的上腹部，多为临时性的袢式造口。由于横结肠的肠管较粗，肠黏膜体积大，因此，横结肠造口的直径偏大，且造口位于上腹部，体位改变时造口周围皮肤容易出现皱褶，进而可能会给造口底盘和造口袋的粘贴增加难度。横结肠造口的排泄物多为稀便或软便，较为成形。

乙状结肠造口位于左下腹，呈圆形，一般为永久性的端式造口，常见于迈尔斯手术后，不可回纳，需要终身佩戴造口袋。乙状结肠造口的排泄物性状最接近正常大便。

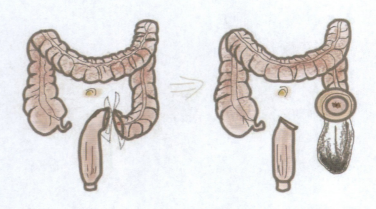

乙状结肠造口

12. 护理人造肛门有妙招

造口袋的更换需要牢记"RAC"流程具体如下。

（1）R（Remove）揭除

揭除造口底盘的动作要轻柔，同时注意避免双手同时揭除，最大可能地减少对造口周围皮肤的压力和刺激，必要时可使用黏胶祛除剂帮助去除皮肤上残留的黏胶。

（2）A（Apply）佩戴

第一步为清洗，用纱布或棉球及温开水清洗造口及周围皮肤，由外向内，再彻底擦干。碱性肥皂及任何消毒剂均会使皮肤干燥而易损伤，应避免使用。不要使用沐浴露等，以免影响底盘黏胶的粘贴力。

第二步是测量，使用造口测量尺在造口根部进行测量，根据测量的造口直径大小来裁剪底盘，底盘中心孔的大小应较造口直径大1~2毫米；若中心孔、底盘和皮肤之间缝隙过大，排泄物会直接渗漏到外露皮肤上，对皮肤产生刺激；如果中心孔径过小，底盘中心孔会摩擦造口黏膜，导致出血损伤。

第三步即佩戴，对准造口由下而上粘贴造口底盘，轻压内侧周围，再由内向外轻轻加压。根据实际情况合理选择造口护肤粉、皮肤保护膜、防漏膏等造口用品。

（3）C（Check）检查

在更换过程中，需要随时检查造口周围皮肤是否发红或破损，可通过与对侧腹部的皮肤做对比，观察皮肤的颜色是否有改变；在揭除造口底盘之后，需注意观察底盘背面的黏胶是否被腐蚀，以及是否有排泄物残留。如果是本人自行更换造口袋，可使用镜子来帮助检查。

当出现下列这些问题时，请及时寻求专业医护人员、造口治疗师等的帮助：造口有损伤（外力作用后）；持续性恶心、呕吐；腹部绞痛持续 2~3 个小时；造口大小和颜色的异常改变，颜色发白或暗红、淡紫色等均为异常的颜色改变；不明原因的造口袋持续渗漏；水样排泄物持续排出 5~6 个小时甚至以上；出现难闻或异常的气味持续 1 周以上（可能是感染的迹象）；造口处大量出血，或持续出血，或排空造口袋时多次发现袋内有血液；其他任何造口及周围皮肤异常现象，如造口旁疝、造口脱垂、造口周围皮肤炎症、过敏、感染等。

延伸阅读

造口患者日常生活小贴士

● 更换：造口产品的佩戴时间一般不超过 7 天，但也不要少于 3 天，建议每周更换 1~2 次。当造口底盘出现渗漏时，需要及时更换；造口袋中的排泄物 1/3~1/2 满时，需要排放粪便。

● 饮食：术后 3~5 天，患者的肠功能逐渐恢复之后可遵医嘱开始进食，进食原则是少量多餐，循序渐进，从流质逐渐过渡到普食。在尝试一种新的食物时，初次应少量食用，若 24 小时内未出现排气增加或腹痛等异常反应，再逐步加量。恢复正常饮食后，保持饮食均衡，注意细嚼慢咽。回肠造口排泄物量大且水分量较多，容易水分丢失引起电解质紊乱，故需注意每日水分的补充。有些特别的食物需要留意：容易胀气的食物，如豆类、豆浆等。不宜食用粗纤维含量较高的蔬菜，如芹菜、芦笋等。不宜选用油炸、煎等使食物干硬的烹调方式。

● 沐浴：造口正常暴露在空气和水中均不会伤害造口，日常淋浴完全安全，水不会流入造口；但是要避免强水流冲击造口，也要避免盆浴和泡温泉。洗澡时，可以带或不带造口袋，但要记得洗完澡及时擦干，且应更换新的造口底盘和造口袋。

● 服饰：衣服以柔软舒适宽松为宜，不需要制作特别的衣物，需注意避免衣物过紧压迫、摩擦造口处，还应尽量避免需要佩戴腰带的衣物。

● 运动、工作：可以做力所能及的家务，需避免碰伤造口。只要精力允许，在完全康复后，可工作和运动，但禁忌足球、篮球、举重等，还可参加乒乓球、桌球、保龄球、自行车、慢跑等。避免重体力活动及提举重物，预防因腹内压增高引起造口疝的发生。

● 社交：完全康复之后患者可以正常参与社交生活和旅行。外出社交或旅行时，需要准备足够的造口产品，且随身携带。

● 复查：患者出院后，对造口进行门诊定期复诊十分重要，需听从医护人员的建议，按时复查。

13. 放化疗不良反应大揭秘

目前，临床应用的化疗药物均属细胞毒性药物，即直接杀伤细胞的药物。由于肿瘤细胞与正常细胞间缺少根本性的标志物，因此，所有化疗药物均可不同程度地损伤正常细胞，从而出现各种不良反应。

（1）胃肠道反应

恶心、呕吐等上消化道反应是化疗期间最常见的不良反应，但目前已有较为完善的应对措施，在化疗前及化疗期间及时用药，可极大地缓解不适症状。但是，部分化疗药物可产生腹泻、便秘、腹胀等下消化道反应，使用止呕药物后可能会加重这一反应。因此，针对胃肠道不良反应，最佳策略是从饮食、药物两方面进行改善。

（2）骨髓抑制

化疗药物可对全身组织进行无差别攻击，骨髓等造血组织也会因此受到影响。多数患者在化疗后 7～14 天可出现白细胞水平下降，在化疗 2～3 个周期后，可能会出现血红蛋白等指标下降，若不及时治疗，可能会影响正常的化疗进程。

（3）脱发

化疗对分裂增殖速度较快的细胞影响较大，而毛发细胞分裂衰亡最快，因此化疗可抑制或破坏毛发细胞，使生长期的毛囊提前进入退行期，导致患者出现脱发、断发的情况。

（4）肝肾毒性

化疗药物进入体内后，需要在肝脏或肾脏进行代谢，因此会对肝肾功能造成一定的压力。建议患者在化疗前抽血检查肝肾功能，在开始化疗后，定期复查肝肾指标，尽早发现肝肾功能异常。

（5）心脏毒性

蒽环类药物对心脏造成的伤害往往不可逆，因此，在开始化疗前，需严格进行心脏检查，评估心脏标志物、影像等指标，以便化疗后及时发现异常，及时治疗。

（6）神经毒性

化疗药物可引起周围神经的病理改变，激活炎症细胞，导致神经炎症的发生。患者发生神经毒性损伤后，多以四肢末端的感觉异常、感觉迟钝、疼痛、麻木、肌肉无力等表现为主。及时停止化疗后，相关症状也将持续一段时间，影响患者的日常生活。

14. 如何应对化疗后的恶心、呕吐

恶心、呕吐是化疗最常见的胃肠道不良反应，在肿瘤患者治疗中的发生率高达 70% 以上。严重的恶心呕吐可能导致厌食、水电解质代谢紊乱、营养不良等，给肿瘤患者带来严重的生理和心理负担。

（1）预防性用药

预防性用药是减轻和控制恶心呕吐的关键，止吐药物应在每次抗肿瘤治疗前开始使用。通常在化疗开始前，均会进行止吐的预防处理：静脉注射的止吐药物需要在首剂治疗药物前 30 分钟使用；口服的止吐药物需在首剂治疗药物前 60 分钟使用；外用的药物如格拉司琼透皮贴剂等，应在首剂治疗前 24 ~ 48 个小时贴于患者的上臂或前胸皮肤平坦处。需要注意的是，止吐药物的使用需要覆盖整个化疗周期。预防性止吐后，若患者仍出现剧烈的呕吐反应，医生通常会分析呕吐的原因，确定是由化疗引起的呕吐后，给予甲氧氯普胺针等强效止吐药治疗，绝大部分患者的症状均可有不同程度的缓解。

（2）生活方式

良好的生活方式对于减轻化疗期间的恶心呕吐症状至关重要。在饮食上，需要遵循"少食多餐"的原则，增加进食次数，减少每次的进食量，可将一天的食物量分为 5~6 次进食，以减轻肠胃的负担。建议患者在给药前 2~3 个小时进食，化疗前的 30 分钟不再进食。在食物的选择上应遵循易消化、高蛋白、高能量、低脂肪的原则，避免辛辣、油炸、刺激、过酸过冷或者过热等；酌情使用山楂、白扁豆、白萝卜、鲜芦根、鲜藕、姜汁、薏苡仁、陈皮等，熬粥服用。若患者持续食欲不振，可考虑食用山楂、话梅等开胃。出现恶心时，可选择水分较少的食物，例如面包、馒头、饼干等，且在进食前后少饮水，以防胃内食物量太大，进而出现呕吐。

（3）心理调节

心理调节也是缓解恶心、呕吐的有效方法，患者可根据个人爱好，如通过听音乐、看书、与病友交流或在家人的陪伴下散步等方式放松心情。

（4）芳香疗法

柠檬的清新香气可在一定程度上缓解患者的恶心、呕吐症状。使用时，可用小刀在柠檬皮上轻划数道，随后用手轻轻挤压柠檬，使其香气充分散发。对于不排斥生姜的患者，建议在床边准备生姜并切片，恶心时可嗅闻姜片，或将其敷于肚脐上。此外，使用装有薄荷、生姜、豆蔻等精油的瓶子进行深呼吸，也能在一定程度上减轻化疗引起的恶心呕吐。

15. 化疗后腹泻该如何缓解

　　化疗相关性腹泻是肠癌患者化疗过程中较为常见的不良反应，主要表现为无痛性的大便次数增加、大便性状变稀，甚至出现水样便。导致化疗相关性腹泻的药物主要为伊立替康和氟尿嘧啶，其中，伊立替康所致不同程度腹泻的发生率可达 90% 以上，而与 5-FU 联合应用时，可致 33%～40% 的患者出现 Ⅲ～Ⅳ 级腹泻。腹泻不仅可影响患者的化疗进程和治疗效果，严重者还会出现危及生命的脱水和电解质紊乱，需要入院行支持治疗。

（1）药物治疗

　　患者应提前了解使用的化疗方案中是否含有容易引起腹泻的药物，尤其是有化疗相关性腹泻发生史的患者。在化疗前，及时告知医生相关情况，并遵照医嘱使用止泻药物，及时进行补液。建议患者身边备用蒙脱石散等口服止泻药，以备不时之需。

（2）自我监控

　　注意观察和记录化疗期间每日的排便次数和性质，并重视腹泻程度和其他症状，如发热、口渴、心跳加快、眩晕等。一旦发现异常，应立即通知医生或前往医院就诊，以免发生不良后果。

（3）生活方式

　　日常生活中，每次排便后应用温水清洗肛门和骶尾部，并用软毛巾按压式擦干，避免用力擦拭皮肤，以保持局部皮肤的清洁与干燥。同时，应避免使用含有香精的沐浴露及含消毒剂的湿巾等刺激性物品。选择穿着松软的棉质内衣，以减少对皮肤的摩擦与刺激，防止腹泻引起的皮肤损伤。若肛周皮肤出现发红，可使用液体敷料或凡士林润肤剂涂抹，以维护局部皮肤的屏障功能。若皮肤状况进一步恶化，形成水泡或破溃，则不宜使用润肤剂，而应改用氧化锌软膏或鞣酸软膏以促进愈合。

在饮食方面，患者应遵循高蛋白、高能量、少渣的原则，选择对胃肠道刺激小的食物，避免食用产气性食物，如糖类、豆类、碳酸饮料等；不宜吃粗粮，或油腻的食物如肉汤等；避免含油量高的坚果、含乙醇或咖啡因饮料、牛奶及奶制品，少量多餐，忌生冷食品。严重腹泻会导致身体钾元素流失，引发电解质紊乱，因此需及时补充含钾丰富的食物如蔬果汁等，以同时补充钾元素与水分。

对于化疗后出现严重腹泻的患者，建议卧床休息并注意腹部保暖。可采用热敷的方式减弱肠道运动，减少排便次数，并有助于缓解腹泻与腹痛等症状。

16. 放化疗易出现口腔黏膜炎，该如何预防

放疗和（或）化疗会影响上皮细胞的正常更新和代谢，引起口腔黏膜上皮组织损伤，从而出现炎症或溃疡性病变，表现为口腔黏膜的红斑、水肿、糜烂和溃疡，称为"放化疗相关口腔黏膜炎"。接受常规剂量化疗的患者，黏膜炎的发生率为20%～40%，而行放化疗的患者，黏膜炎的发生率为80%～90%。口腔黏膜炎不仅可导致患者出现口腔疼痛、口干、吞咽困难等不适症状，还会增加患者全身感染的概率，影响疾病预后，进而延长患者住院时间。

（1）自我评估，早期预防

鼓励接受放化疗的患者每日进行自我口腔情况评估，一旦发生异常变化（如口干、疼痛、出血、溃疡等），应及时告知医护人员。

建议患者戒烟戒酒，避免进食坚硬、粗糙、辛辣、过热、过酸及过咸的食物，以减少对于口腔黏膜的刺激。

（2）做好基础口腔护理

建议患者在进食后和睡前均使用软毛牙刷刷牙，并使用正确的刷牙方式（即巴氏刷牙法）。刷牙时动作要轻，宜用含氟牙膏，刷牙频率为每天至少两次。牙刷刷头应向上放置储存，避免刷头潮湿发霉，且每月应至少更换一次牙刷。

使用不含乙醇或其他刺激性成分的溶液漱口，可选择 0.9% 氯化钠溶液或 3% ~ 5% 碳酸氢钠溶液，建议患者在进食前后及睡前进行漱口，每天至少漱口 2 次；掌握正确的漱口方法，不要只将漱口液含在口内后迅速吐掉，要充分鼓动双颊和唇部，使口腔黏膜与漱口液充分接触，反复冲击，去除残留的食物和部分牙垢，漱口的时间不应少于 1 分钟。

对于有义齿的患者，进食后应将义齿取下，用牙刷仔细清洗后，浸泡于清水中备用，以破坏厌氧菌的生长环境，有效抑制细菌生长。若已罹患口腔黏膜炎，在愈合期间应尽量减少佩戴义齿的时间。

在放化疗治疗期间，严格禁止使用牙签及牙线，以免加重口腔损伤。

（3）口腔低温疗法

口腔低温疗法是利用低于人体温度的物质作用于口腔内（或外），通过神经传导引起口腔血管收缩，以达到止痛、消炎、增加舒适度等效果，从而减轻化疗对口腔黏膜造成的不良影响。

对于使用半衰期较短的化疗药物（氟尿嘧啶等）的患者，建议在治疗前开始口含冰片、冰水等，保持口腔低温状态约 30 分钟。除了普通的冰水，患者还可尝试使用低温漱口液，或将降温冰贴敷于面颊两侧。需要注意的是，使用铂类化疗药物（如奥沙利铂）的患者应避免使用低温疗法。

（4）对症处理

对于张口困难的患者，可选择口腔清洁专用的海绵棒来帮助清洁口腔。对于口腔黏膜炎引起疼痛的患者，建议遵医嘱按时、按剂量服用镇痛药物，并涂抹镇痛类的凝胶，但应避免将其涂抹至口腔后部。此类患者可选择2%的利多卡因溶液或含有镇痛药物成分的溶液进行漱口。

口腔黏膜炎引起口腔干燥的患者，需注意多喝水，采用小口多次的饮用方式；咀嚼无糖口香糖或食用能促进唾液分泌的新鲜水果（例如柠檬、山楂等）；使用0.9%氯化钠溶液或3%～5%碳酸氢钠溶液喷雾，增加口腔湿度；使用润唇膏减轻唇部的干燥。

特别提醒

若口腔黏膜炎引起了继发感染，则需要及时就医。例如白色念珠菌感染，好发于唇、舌、颊、腭，呈散在的白色斑点，随后融合成片，呈奶酪样、珍珠白色，覆盖在舌体、上颚、颊部，容易刮掉，露出溃疡面，偶有出血；病毒感染，初期表现为口腔黏膜及口角处软组织肿胀，可见多个散在或成簇的疱疹样水疱，疼痛剧烈，可或不伴有乏力、发热等全身症状；疱破溃后，可形成大小不等的溃疡，形状不规则，周围黏膜红肿充血，溃疡表面可见渗液。恢复期溃疡表面可形成黄白色假膜并形成血痂；细菌感染，则表现为口腔黏膜充血，局部可形成边界清楚的糜烂或溃疡，表面覆盖一层黄色、灰黄色或黄白色假膜，溃疡伴疼痛，可伴发热。继发感染的患者应遵医嘱进行抗感染治疗和支持治疗。

17. 如何应对皮肤反应和手足综合征

临床上针对结直肠癌应用最广泛的靶向药物是表皮生长因子受体拮抗剂，然而由于正常的皮肤细胞表面也存在表皮生长因子受体，因此，此类靶向药物在发挥抗肿瘤作用的同时，常导致皮肤不良反应，包括皮肤瘙痒、皮肤干燥和丘疹／脓疱性丘疹等。

此外，细胞毒性药物如卡培他滨、氟尿嘧啶、阿霉素等会引起手足综合征，也称掌趾感觉丧失性红斑综合征，主要表现为手足弥漫性疼痛性水肿和红斑。其中，卡培他滨所致的手足综合征发生率高达 78.5%。化疗和靶向治疗导致的皮肤反应一般表现为剂量依赖性症状，即药物剂量强度越高，皮肤反应的严重程度越高；且具有累积性加重的特点，可能对患者的日常生活和工作产生严重影响，甚至导致治疗的中断。

（1）日常皮肤保护

接受化学治疗的肠癌患者在日常生活中应注意以下几点：保持室内温湿度适宜；使用温水洗浴，并选用温性、保湿、无香料和乙醇添加的、非类固醇类洗浴及护肤产品；穿着宽松、柔软的棉质衣物和舒适的鞋袜，避免鞋子压迫脚趾；尽量减少阳光直射，夏季外出时佩戴防晒帽、穿着防晒衣，但不建议使用化学防晒剂；定期修剪指（趾）甲，但避免修剪过短；定期对手足部进行保湿护理；在清洁家居、餐具、洗衣时佩戴防水和保护性手套；避免频繁洗手和洗浴；避免接触过冷或过热的物体，以减少对皮肤的不良刺激。对于皮肤干燥的患者，尤其应避免在寒冷、干燥或高温天气外出，并尽量减少皮肤受到的压力和摩擦。

（2）皮肤反应的预防

可预防性使用 10% 的尿素乳膏，以降低表皮生长因子受体拮抗剂所导致的手足综合征发生率及其严重程度。

在服用表皮生长因子受体拮抗剂前一天起，可采用金银花水煎液湿敷头面部、上胸部、背部及手足等皮疹易发部位，每天 2 次（早起和睡前），每次 20 ~ 30 分钟，温度维持在 38 ~ 40℃，直至靶向治疗结束。或预防性地将芦荟胶均匀外涂于皮肤反应的易发部位，包括面部、胸部 V 形区、背部及手指、足趾指甲甲沟部位，每天 2 次（早晚各 1 次），直至靶向治疗结束。但请注意，对芦荟胶过敏者禁用。

（3）对症处理

皮肤皲裂的患者，可在洗澡后全身涂抹马油、保湿乳霜、维生素 E 软膏等，并养成每次洗手后及时涂抹护手霜的良好习惯。出现皮疹时，切勿用手挤压。若皮疹尚未破损，可用金银花液浸湿无菌纱布，以不滴水为宜，紧贴于患处进行湿敷。湿敷频次根据皮疹的严重程度而定，一般每天 3 ~ 6 次，每次 20 ~ 30 分钟，保持温度在 38℃ ~ 40℃，持续 1 周。此外，也可使用 0.1% 维生素 K 乳膏涂抹皮疹处，以缓解症状。

若皮疹发生破溃，建议使用水胶体敷料贴于手部或足部患处，每 2 ~ 3 天更换 1 次，直至破溃处完全愈合。

18. 放射性皮炎如何应对

放射性皮炎是由各种类型的电离辐射（如 β 射线、γ 射线、X 射线、质子射线及其他高能粒子射线等）照射而引起的皮肤、黏膜和周围组织的炎性损害。据统计，90% ~ 95% 的放疗患者会出现放射性皮炎，表现为可逆性的毛发脱落、皮炎、色素沉着，以及不可逆性的皮肤萎缩、皮脂腺、汗腺的器质性损伤、永久性的毛发脱落，甚至可能发展为放射性坏死，形成溃疡。

放射性皮炎不仅会影响患者的外貌和生活质量，严重者还可能导致放疗中断、治疗时间延长，最终影响患者的治疗结果和总体生存质量。

（1）避免损伤

尽量减少对照射部位皮肤的刺激，避免摩擦和过度日晒；选择宽松、柔软的织物或棉质衣物，避免穿着紧身衣；尽量保持照射区域皮肤的清洁与干燥，洗澡时使用温水，避免高压冲洗及含有刺激性成分的肥皂、沐浴露等；避免在放疗区域皮肤使用乙醇、香水和婴儿爽身粉；避免过冷或过热的刺激，如热敷、冰袋等。若需要剔除放射部位的毛发，则建议使用电动剃须刀，禁止使用刀片剃须刀，避免使用脱毛蜡、脱毛膏等产品。禁止使用胶带和黏合剂，可使用无香味、不含羊毛脂的亲水性面霜，但在放射前不应涂抹，若皮肤破损，应停止使用。

（2）外用的药物预防

定期使用外用的糖皮质激素，可降低重度皮炎的发生率，减少放射部位皮肤的不适和瘙痒。建议患者从首次放疗之日起，在放疗后，对照射野使用低至中效的外用糖皮质激素乳膏进行涂抹（例如质量分数为0.1%糠酸莫米松或0.1%丁酸氢化可的松乳膏），每天1~2次，并在整个治疗周期中持续使用。但需注意，外用药的厚度可能会影响放射剂量，因此，在放射治疗前不应使用外用的乳膏。其他外用药物，如表皮生长因子喷剂、超氧化物歧化酶喷剂、1%磺胺嘧啶银乳膏、金盏花乳膏等，对皮肤和黏膜的急性放射性损伤也具有一定的防护作用，但不建议使用芦荟胶。

（3）外用的敷料

若出现较为严重的放射性皮炎，如皮肤出现水疱、破溃，可适当地使用敷料，如水胶体、软聚硅酮、银离子等，以防止进一步的创伤和感染。注意使用非黏性或低黏性的敷料，以减少换药时的皮肤牵拉和损伤。

19. 术后饮食乃康复的"好帮手"

结直肠癌术后适当、合理的饮食调整对促进伤口愈合、优化营养状态及加快康复进程至关重要。结直肠癌切除术后，患者应遵循特定的饮食习惯。需要避免刺激肠道的食物，进食柔软、易消化和低纤维的食物。结直肠癌切除术后，可能会造成胃肠道器官的损伤。如果患者食用了某些刺激性食物，可能会导致术后的不良反应。

建议结直肠癌手术切除后的患者多摄入以下食物：富含蛋白质和能量的食物，如肉类、鱼类和鸡蛋，以促进伤口愈合和恢复体力；低纤维食物，如白面包、精致面食和去皮煮熟的蔬菜，以减轻对肠道的负担；大量饮水，以保持水分平衡和促进消化；减少咖啡因的摄入，以减少对肠道的刺激和不适。

除接受手术切除治疗外，患者可能还需要接受化疗和放射治疗。这些治疗可能会导致患者出现腹泻，但通常在治疗结束后几周内消退。为了控制腹泻，患者应该避免食用可能会加重症状的食物，如西红柿、辛辣食物和柑橘类水果。

建议进行化疗和放疗的患者多摄入以下食物：富含钾和钠的食物，如土豆泥和香蕉，帮助补充电解质；低纤维食物，如原味酸奶和白面包，以减少肠道刺激。同时，患者应大量饮水，保持水分和电解质平衡；日常饮食可采用分餐制，每天吃 5~6 顿小餐，减轻消化系统负担。

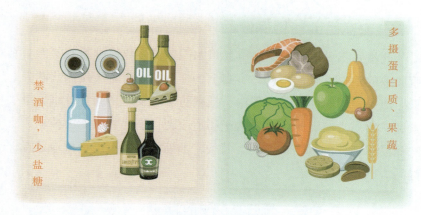

结直肠癌术后饮食建议

20. 别让饮食"走火入魔"

（1）过度忌口

部分患者担心食物的摄入对做过手术的肠道是一种负担，只吃一些汤汤水水的食物，或仅靠营养品维持日常生活需要，长此以往，肠黏膜会萎缩，肠道菌群会失调，甚至引发感染。

此外，蛋白质、维生素、微量元素的缺乏只会让患者的身体状况越来越差。

（2）过度食补

进食过多后，可能会出现消化功能紊乱，影响身体代谢吸收。因此，实际饮食时，要注意合理搭配，营养丰富，易于消化吸收。

（3）偏信"以形补形"

偏信"以形补形"的错误说法，认为"吃啥补啥"，但此类说法目前并没有明确的科学依据支持。

（4）盲目地使用保健品

此举并不可取。保健品市场鱼龙混杂，多数保健品并不能对结直肠癌的治疗有较大帮助。事实上，结直肠癌患者应遵循"两高一低"原则，即高能量、高蛋白、低脂肪，以及适量膳食纤维、维生素和矿物质。结直肠癌患者由于肠道改变，消化吸收能力减弱，宜选择易于消化的食物，如粥、面条、米糊等，而不是盲目地选择保健品。

（5）主食品种单一

部分老年人的主食组成中，粗粮、杂粮过多，精细粮如精米、白面等摄入不足，相反，年轻人则可能主食过于精细，粗粮、杂粮摄入不足。这两种情况均不利于健康。粗粮、杂粮摄入过多可能影响其他营养素的吸收，并对咀嚼及消化功能造成负担；而缺乏粗粮则会导致膳食纤维摄入不足。

（6）饮水不足

结直肠癌患者常伴有便秘问题，因此需充分补充水分。不喜饮水者，可选择纯果汁、牛奶、茶等作为替代品，但需避免高糖或碳酸饮品如奶茶、可乐等。

21. 术后康复的秘诀——运动

结直肠癌术后，在医生指导下，制订合理的运动康复计划进行体育活动，对于加快康复进程、提高患者生活质量及降低复发风险具有重要意义。按照时间，可将术后运动时期分为以下三个阶段。

（1）术后初期（1～6周）

术后初期的主要目标是促进伤口愈合和预防并发症。在此阶段，建议进行轻度活动：如短时散步，初始每天几分钟，根据个人情况逐渐增加时长和频率；深呼吸练习有助于改善肺功能和促进血液循环；在不影响伤口的情况下，进行轻微的拉伸运动以维持肌肉的柔韧性。

（2）术后中期（6～12周）

随着身体的恢复，可以逐渐增加运动强度，如逐步增加散步的距离和时间，以提升心肺功能；进行温和的有氧运动（如慢跑、游泳或骑自行车），每次20～30分钟，避免剧烈运动；还可以使用弹力带或小哑铃进行轻量力量训练，注意避免腹部压力过大。

（3）术后晚期（12周以后）

在医生评估并确认身体条件允许后，可以逐步恢复正常运动量，包括根据个人喜好选择适宜的有氧运动，形成规律的锻炼习惯；进行全身性的力量训练以提升整体肌肉力量和耐力；参与瑜伽、太极或徒步等群体或户外活动，促进社交互动和精神健康。

特别提醒

在术后开始运动计划前，应先征询医生或物理治疗师的意见，并在运动过程中注意身体的反应，如遇不适或疼痛，应立刻停止并寻求医疗帮助。进行充分的热身和拉伸是预防运动伤害的关键，同时还应保持良好的饮食和水分摄入。另外，运动的强度和时间应根据个人的体能水平逐渐增加。

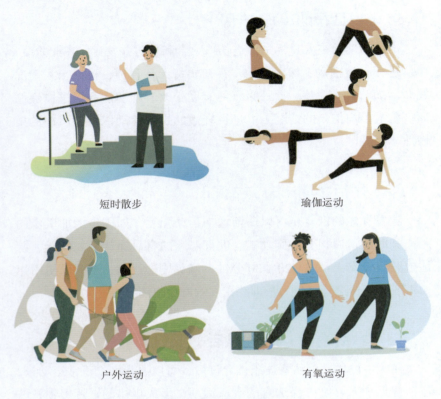

短时散步　　　　　　　　　瑜伽运动

户外运动　　　　　　　　　有氧运动

结直肠癌术后运动建议

22. 患癌之后，心灵抚慰很重要

　　结直肠癌是一种常见的恶性肿瘤，不仅会对患者的身体健康造成严重影响，还会对其心理产生巨大压力。因此，在治疗结直肠癌的过程中，心理治疗显得尤为重要。针对结直肠癌的心理治疗包括以下几种方法。

（1）维持心理平衡

癌症患者在得知患癌症后，通常会伴有焦虑、恐惧不安、抑郁等不良情绪，因此，需要帮助患者维持心理平衡。可通过患者的语言和行为特点，发现患者内心的活动，并给予热情的关怀和疏导。同时，鼓励患者树立战胜疾病的信心和勇气，使消极的心理状态转变为积极的心理状态，进而达到心理平衡。

（2）加强生存欲望

结直肠癌在早期的预后较好，恰当的心理疏导是患者生存的需要。在对患者的心理疏导中，要始终保持积极乐观的态度，给予患者心理方面的支持，可根据患者的要求对疾病有关临床表现、诊断过程、可行性治疗方案等进行适当的解释，以消除患者的顾虑。

（3）寻求心理医生帮助

寻求心理医生的帮助是进行心理治疗的关键步骤。心理医生可以帮助患者了解自己的情绪和思维模式，并帮助调整不良的情绪和行为。心理医生还可建立咨询关系，为患者提供心理支持，帮助患者应对癌症带来的压力和挑战。

（4）运动、唱歌、跳舞等活动可改善情绪

运动、唱歌、跳舞等活动可改善情绪，帮助患者放松心情，缓解紧张和焦虑。

（5）与临床医生充分沟通

与临床医生的充分沟通可帮助癌症患者了解自己的病情和治疗方案，增加自我控制感，缓解不良情绪。

总之，针对结直肠癌患者的心理治疗需要综合运用多种方法，多管齐下共同解决患者的心理问题，才可达到治疗的最佳状态，共同抵御疾病的侵蚀。

Four 四

他们的抗癌故事

从他们的患病经历中
我们能学到什么

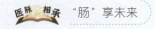

1. 胆囊切除术后的大便次数增多，
肠镜保安心

　　78岁的汪阿婆2年前因"胆囊多发结石"接受了胆囊切除术，术后遵医嘱口服胆宁片4片，每日3次。然而，自胆囊手术后，汪阿婆出现了排便次数轻度增多的情况，每日2～3次，尤其在进食较油腻的食物后，大便有时不成形，但未见明显未消化的食物残渣、血液或者黏液。

　　在术后的定期随访中，肝胆外科的医生曾告诉汪阿婆，胆囊术后服用的胆宁片中含有大黄成分，有较明确的通便效果。因此，建议汪阿婆把胆宁片的口服片数减少到每次3片，每日2次，并额外添加肠道益生菌。汪阿婆按照医生的建议把胆宁片减量后，果然排大便的次数恢复到了原先的1～2次，此后便一直维持服用胆宁片。

　　近几个月来，汪阿婆的大便次数再次增加，且粪便中偶见未消化的食物残渣，尤其是食用硬质蔬菜后，可见少量菜叶。然而，汪阿婆无腹痛感，食欲良好，体重还有所增加，她便认为可能是年龄增长及消化功能减退所致，未予高度重视。

　　一日，汪阿婆的女儿探望时得知母亲排便异常，虽见其精神状态挺好，饮食和睡眠均正常，但由于母亲年纪大了，有胆囊切除史及未进行过胃肠镜检查的情况，建议汪阿婆前往消化内科门诊进行一系列检查以安心。

　　于是，汪阿婆在消化内科门诊做了一系列的检查，包括抽血、验粪便常规和粪便隐血及全腹部CT，并预约了胃肠镜的检查。检查结果显示，肿瘤指标CEA、CA199、CYFRA211、SCC、CA724、AFP等均为阴性，粪隐血测试结果正常，腹部CT提示"脂肪肝，肝囊肿，胆囊切除术后改变，左肾囊肿伴囊壁钙化"。汪阿婆因听闻泻药口感不佳且需大量饮水可能引发呕吐而感到担忧，遂向医生咨询是否可以免除胃肠镜检查。

　　医生解释道：肠镜检查前服用的泻药有多种可以选择，新型的清肠泻药有橙子、草莓等口味，口感较旧款泻药更佳；且可配合无色透明的电解质饮料来帮助清肠。只要控制饮水速度，并配合适度的室内活动来帮助清肠排便，呕吐发生的可能性较小。虽然验血、CT 等检查结果未见异常，但胃肠道的微小病灶可能在 CT 中难以察觉。而通过内镜检查，可以更直观地检查胃肠道内部的情况，必要时还能及时处理小病灶。鉴于汪阿婆年龄较大且未曾进行过此类检查，推荐选择无痛内镜以减轻不适感。

经医生详细解释后，汪阿婆对胃肠镜检查的恐惧大为减轻，一周后顺利在消化内科完成了检查。胃镜检查提示：反流性食管炎（A级）、慢性萎缩性胃炎胆汁反流伴糜烂，HP 阴性。肠镜检查提示升结肠息肉、直肠炎、内痔。

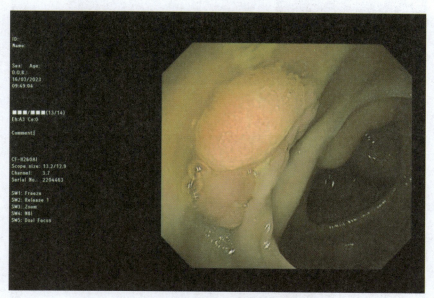

升结肠息肉大体

肠镜下，医生观察到升结肠中段见一个 1.5 厘米 ×2 厘米大小的分叶状侧向发育型息肉，进行局部活检，结果显示（升结肠）腺瘤性息肉伴部分区上皮轻度异型增生。于是医生向汪阿婆及她女儿解释了病情，并安排阿婆住院，在完成内镜黏膜下剥离术（ESD）术前检查后，医生进行了治疗，成功地完整切除了升结肠的息肉病灶，并做了切除组织的病理检查。

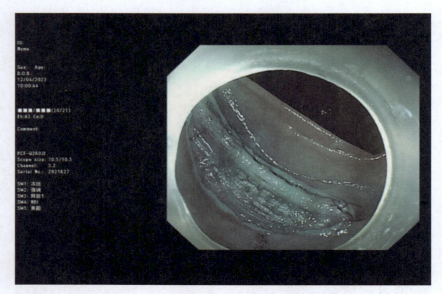

ESD 治疗

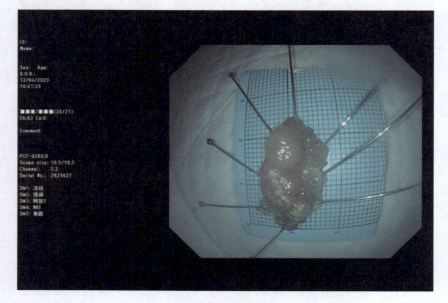

ESD 术切除的肠息肉

汪阿婆从麻醉中醒来后，焦急地询问医生自己的情况。医生安慰她不必担心，肠镜治疗已顺利完成，病理报告几天后方能取到。

一周后，汪阿婆收到了自己的病理报告，报告显示：腺上皮低级别上皮内瘤变，伴局灶高级别上皮内瘤变，切缘呈阴性。医生解释道，上皮内瘤变是一种癌前病变，有转化成癌的风险；而局灶高级别上皮内瘤变是一种原位癌，但由于发现较早，已完成内镜下的有效处理和治疗，且切缘呈阴性，说明内镜下微创手术彻底清除了病灶，实现了治愈性切除，故无须进一步行外科手术，后期只要定期复查即可。

汪阿婆听后松了一口气，庆幸自己听从了医生和女儿的建议来做了胃肠道检查，如果继续拖延下去，可能真的会发展为癌症。

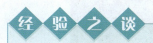

　　胆囊的主要功能是浓缩和储存胆汁。胆囊切除术后，患者缺少浓缩和存储胆汁的器官，胆汁会直接通过胆道进入肠道，从而刺激肠道并加快肠道运动，从而可能引发腹泻甚至菌群失调的情况。同时，因胆囊结石而行胆囊切除术的患者，在术后通常会适量服用利胆药物，以预防胆囊管及胆总管结石的发生。此外，这些药物也可能对排便次数和大便性状产生一定的影响。如果在调整利胆药物剂量并联合使用益生菌后，症状仍未明显改善，需要排除可能因肠道息肉、肠道慢性炎症或胰腺引起的脂肪泻。建议患者尽快到相关专科就诊，完善胃肠镜检查、腹部 CT 或 MRI 等影像学检查，以助于疾病的准确诊断。可通过肠镜下 NBI 放大染色，指导病灶处精准活检，提高早期肠癌的检出率，实现早诊早治的目标。

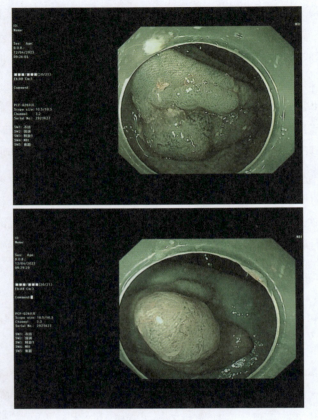

NBI 观察

2. 不容忽视的老年健康体检

卞阿姨身材高挑，体格健壮，年轻时曾是篮球队队员，身体状态一直颇为良好。近日，一位常聚的老友在毫无预兆的情况下，通过体检被确诊为肠癌，术后正在家中静养恢复。目睹了这位昔日精神矍铄的老友如今卧床不起、身体虚弱的模样，卞阿姨心中不禁为老友感到难过，同时也开始忧虑起自己的健康状况。尽管她一向自诩"胃口极佳，饮食无忧"，排便习惯稳定且性状正常，但考虑到已年届六十五，且上次进行胃肠镜检查已是十多年前的事了，即便日常有参与定期的健康体检，却唯独忽略了胃肠镜这一重要项目。

于是，卞阿姨前往医院体检中心，给自己定制了一套项目齐全的体检套餐。经过一系列检查，包括血常规、凝血功能、肝肾功能检测，以及肿瘤标志物如 CEA、CA724、AFP、CA199、CA242、CA50 等项目的筛查，均未发现异常。然而，上腹部 B 超检查却提示存在肝囊肿、轻度脂肪肝及腹主动脉硬化的情况。

胃镜检查提示：慢性浅表 – 萎缩性胃炎，HP 阴性。肠镜检查提示：距肛门 55 厘米、50 厘米各见一枚 0.4 厘米 ×0.4 厘米、0.5 厘米 ×0.6 厘米大小的息肉，距肛门 30 厘米乙状结肠见一枚 1.0 厘米 ×1.2 厘米大小的广基息肉，距肛门约 12 厘米直肠见一枚约 1.0

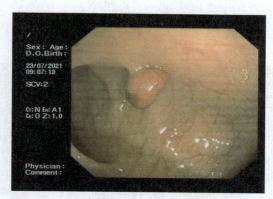

内镜下乙状结肠息肉

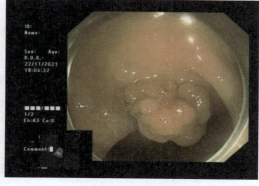

内镜下直肠息肉

厘米 ×1.0 厘米大小的分叶状亚蒂息肉。活检病理提示：（乙状结肠）管状腺瘤伴低级别上皮内瘤变。

听说结肠息肉，尤其管状腺瘤是结肠癌的癌前期病变，卞阿姨一下子慌了，想要赶紧住院，做内镜手术将息肉全部摘除，唯恐拖延之下会重蹈老同学的覆辙。

术前，卞阿姨完成了超声肠镜检查，结果显示乙状结肠存在一个高回声的椭圆形团块，该团块向腔内突出，边界清晰，内部回声均匀，且明确起源于黏膜层。NBI 所见：乙状结肠病灶微腺管开口呈短杆状，局部微血管轻度扩张。医生进行乙状结肠病灶内镜黏膜下剥离术（ESD）+ 直肠息肉内镜下黏膜切除术（EMR）+ 横结肠息肉氩气治疗术（APC）。术后病理提示：（乙状结肠）管状腺瘤伴低级别上皮内瘤变，切缘未查见肿瘤；（直肠）管状腺瘤伴低级别上皮内瘤变，局灶高级别上皮内瘤变，蒂部切缘未查见肿瘤。最终，卞阿姨的肠息肉在肠镜下得以治愈性切除。

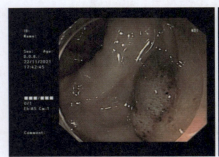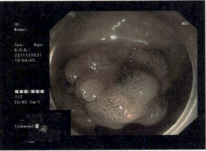

NBI 观察（乙状结肠息肉）　　NBI 观察（直肠息肉）

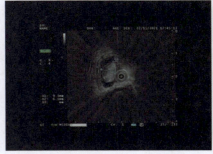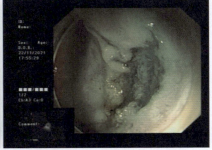

超声肠镜观察　　ESD 治疗

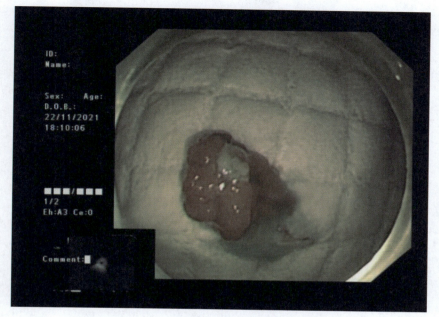

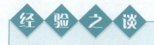

切除的组织

经 验 之 谈

　　无任何症状的健康人群也可能存在结肠息肉。实际上，相当大一部分消化道息肉都是在体检时被发现的。对于无症状的体检人群，胃肠镜检查的频率需根据个体情况而定。若年龄在40岁以下且无胃肠道疾病史，建议每5～10年进行一次胃肠镜检查。而40岁以上无胃肠道疾病者，则建议在40岁时进行首次胃肠镜检查，之后每3～5年复查一次。定期的检查能有效提高胃肠道疾病的检出率，并及时采取相应的治疗措施。

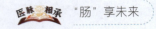

3. 重视退休后的"黄昏生活质量"

　　韩先生是一位刚办理完退休手续的"年轻态"老人。在职期间，因工作需要常饮酒应酬，导致大便次数间歇性增多，每日 3～4 次，持续多年，但大便基本成形，无便血、腹痛等症状。韩先生食欲良好，睡眠充足，身材保持得宜，精力充沛，常被人称赞显得年轻。然而，由于工作繁忙，他从未有过充分的时间进行详尽的体检，仅通过电视购物渠道购买过益生菌服用，虽能暂时减少大便次数，但停药后症状即恢复。最近退休后，在家人劝说下，他终于有空前来医院就诊。

　　韩先生的检查报告显示，血常规、凝血功能、肝肾功能及肿瘤指标 CEA、CA724、AFP、CA199、CA242、CA50 等均未见异常。上腹部 CT 检查提示存在脂肪肝、双肾囊肿、腹主动脉硬化。虽然以上检查未见明显异常，但医生考虑到韩先生的大便不成形症状持续时间较久，既往又从未进行过胃肠镜检查，因此建议完善内镜检查，进一步排查肠道器质性病变的可能性。

　　肠镜下发现韩先生升结肠近肝曲一枚 0.4 厘米 ×0.6 厘米大小的广基息肉，降结肠一枚 0.5 厘米 ×0.6 厘米大小的广基息肉，距肛门约 16 厘米乙状结肠一枚 2.0 厘米 ×3.0 厘米大小的亚蒂息肉，病理活检提示乙状结肠管状腺瘤伴低级别上皮内瘤变。消化科门诊复诊后，医生安排韩先生住院，行肠镜下结肠多发息肉摘除术。

　　在韩先生内镜手术过程中，主刀医生先对乙状结肠的巨大息肉进行了仔细观察，发现该病灶微腺管开口呈脑回状，局部微血管扭曲，部分见消失，凹陷开口形态（Pit Pattern）分型为Ⅳ型。考虑这个大息肉整体上仍倾向于良性，但局部可能已出现"早期癌变"，目前较为适合肠镜下行微创治疗，遂对韩先生进行了内镜黏膜下剥离术（ESD）+ 内镜下黏膜切除术（EMR）。术后标本的病理提示：升结肠、降结肠管状腺瘤伴低级别上皮内瘤变；乙状结肠绒毛管状腺瘤，大部分呈低级别上皮内瘤变，部分高级别，局灶癌变（黏膜内

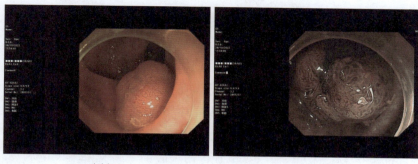

内镜下 　　　　　　　　　　　NBI 观察

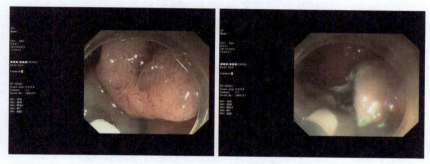

ESD 治疗

癌）并侵及黏膜肌层但尚未穿透黏膜肌层，二侧切缘及基底切缘未见肿瘤累及。

术后医院对韩先生的病情进行了多学科联合讨论（MDT），考虑到内镜手术病灶切除完整（治愈性切除），CEA、CA199 处于正常范围，上腹部 CT 检查已排除肝脏转移，无须追加外科手术。建议韩先生定期随访，术后半年复查结肠镜。术后 2~5 年，每半年随访 1 次。术后 5 年后，每年随访 1 次。

这次的就诊经历使韩先生惊出了一身冷汗，也开始更关注自己的健康问题。术后至今的两年内，他谨遵医嘱，每半年复查肠镜和全腹部 CT，现一切正常。

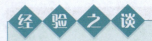

经 验 之 谈

　　本病例深刻警示我们，即便精神状态饱满，亦不能忽视身体的潜在健康问题。长期排便次数异常增多，或大便形态持续不成形，并非单纯肠道功能紊乱所能全然解释，其背后可能隐藏着结肠息肉乃至肠癌的隐患。尤为重要的是，结肠息肉具有不容忽视的癌变风险，据统计，约80%结肠癌是在结肠息肉的基础上逐渐演变而来的。因此，一旦察觉大便习惯与性状的改变，务必及时就医，通过肠镜等内镜检查手段，全面排查器质性病变的可能性。切勿因症状迁延日久且看似轻微，便掉以轻心，以免错失最佳治疗时机，贻害健康。

4. 晚期结肠癌的治疗曙光

　　75岁的胡老伯因为乏力半个月至医院检查，在经过初步的检查后，发现胡老伯的癌胚抗原指标竟高达369.34纳克/毫升，为正常参考范围（0~5纳克/毫升）的几十倍。遵循医生建议，胡老伯接受了胃肠镜检查，内镜检查结果显示，升结肠处存在一个肿块，数日后肿块病理报告确诊为腺癌，即通常所说的大肠癌。这消息令胡老伯心灰意冷，而随后的增强CT与PET-CT检查更是雪上加霜，显示其肝脏已有多发转移灶，其中最大转移灶直径已达14厘米。

　　医生对胡老伯的病情进行了综合评估，诊断为晚期结肠癌。面对这突如其来的打击，胡老伯四处求医，但得到的答复均不容乐观。绝望之际，他找到了胃肠外科专家团队。团队的医生在详细了解病情后，向胡老伯传达了积极的信息："尽管您的病情确实严重，当前肿瘤尚不具备根治性切除的条件，但治疗之路并未完全阻断，更非放弃之时。随着肠癌综合治疗手段的快速发展，包括化疗、靶向治疗、免疫治疗等，许多患者在接受转化治疗后获得了手术机会，并最终实现了长期生存。我们将为您量身定制一套治疗方案，期待通过我们医患双方的共同努力，达到满意的治疗效果。"这番话重新点燃了胡老伯的治疗希望，他坚定地表示信任胃肠外科专家团队，并将全力配合治疗。

医生随即对胡老伯进行了详尽的检查与评估，特别是对肠癌病灶进行了局部活检，并针对活检组织进行了精准的基因检测。结果显示，胡老伯的 KRAS、NRAS、BRAF 基因均为野生型，这一发现意味着他可以使用特定的靶向药物——西妥昔单抗。依据结直肠癌治疗指南，胃肠外科团队最终为胡老伯制订了化疗联合靶向药物的全身治疗方案。

在接下来的治疗周期中，胡老伯严格遵循医嘱，按时接受治疗。专家团队密切关注其全身肿瘤负荷的变化。经过三个周期的全身治疗后，复查结果令人振奋：胡老伯的肿瘤指标显著下降，CEA 从峰值的大于 1 000 纳克／毫升降至 12 纳克／毫升，基本接近正常范围。同时，增强 CT 与 PET–CT 检查显示原发灶及肝转移灶均明显缩小，最大肝转移灶更是从 14 厘米缩减至 5 厘米，腹腔内也没有查见明显肿大淋巴结。

胡老伯治疗前后肿瘤相关指标的变化

治疗时间	CEA（纳克／毫升）	CA125（毫国际单位／毫升）	CA724（毫国际单位／毫升）
治疗前	＞ 1 021.0	87.40	44.25
3 个周期 XELOX+西妥昔单抗方案	12.02	38.20	4.02

新辅助治疗前　　　　　　　　　　　新辅助治疗后

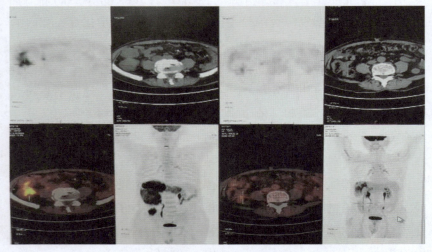

胡老伯治疗前后影像学检查结果

　　胡老伯经过转化治疗后从一开始不能手术状态转变为可手术切除的状态。随即在团队专家的主刀下，胡老伯接受了机器人辅助右半结肠切除术＋淋巴结清扫术，术后病理结果极为鼓舞人心：转化治疗后，升结肠病灶几乎都是纤维组织增生，只有肌层内见个别退变肿瘤细胞残留，清扫的所有淋巴结均未查见存活肿瘤细胞，也没有神经侵犯和脉管侵犯。术后胡老伯也恢复顺利，不到一周即出院，胡老伯对治疗效果较为满意。虽然肝脏上的病灶还未完全根除，但胡老伯感觉生活和正常人一样。

　　术后在专家团队的建议下，胡老伯继续按照原来的化疗方案进行 8 ~ 12 个周期的维持治疗。目前术后 2 年，胡老伯在随访中可见肿瘤标志物进一步下降，影像学检查没有局部复发迹象，肝转移灶也没有进展。

5. 神奇的新辅助治疗

66 岁的韦先生刚踏入退休生活不久，某日在家中偶然发现大便中带血，初时并未给予足够重视。然而，此后一个多月间，大便出血症状反复出现。在家人的一再劝说下，韦先生前往医院。医生接诊后，对其病情进行了详尽询问，并随即进行了肛门指检。一触之下，便觉情况不妙，于距离肛门 4 厘米处触及一个质硬且活动度极差的肿块，此体征高度提示直肠癌，且属于局部相对晚期的直肠癌。随后的肠镜及病理检查证实了诊断——直肠腺癌。直肠超声与磁共振检查进一步显示，韦先生的直肠癌已侵及肠周脂肪层，并伴有微血管侵犯及淋巴结转移，所幸尚未发现远处转移的迹象。综合评估，韦先生的病情被归类为局部进展期的中低位直肠癌。

韦先生在得知自己的病情后，希望医生尽快为他做手术切除病灶。医生根据临床治疗指南和临床经验告诉韦先生："手术对我们来说并不难，但是我们追求的是让患者长期生存，并且是有质量的生存。您的肿瘤位置很低，若直接进行手术会导致肛门很难保住，而且肿瘤已经有周围侵犯和淋巴结转移，手术后复发的风险很大。根据您的病情，按照最新的治疗理念，目前标准的治疗方法是'夹心饼'模式，也就是术前新辅助治疗＋手术＋术后辅助治疗。很多患者在接受新辅助治疗后增加了保肛的机会，并且在术后获得的长期生存。"在医生的耐心解释下，韦先生接受了新辅助治疗。

在经过 3 个周期的新辅助治疗后，医生对韦先生的情况进行评估，结果令韦先生感到惊讶。磁共振的检查结果显示肿瘤从初始的 T3bN1M0，MRF（＋），EMVI（＋），转变为 cT0N0M0，MRF（－），EMVI（－），即在新辅助治疗后，磁共振已经观察不到肿瘤。随即医生对韦先生实施了机器人辅助低位直肠前切除术＋经肛全直肠系膜切除术精准切除病灶，术后病理结果显示，肠壁和淋巴结均无肿瘤细胞残留。

术后韦先生恢复顺利，复诊时他非常激动："新辅助治疗真的太

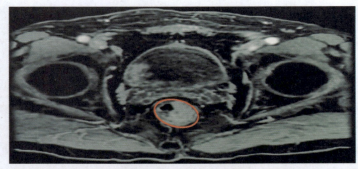

治疗前

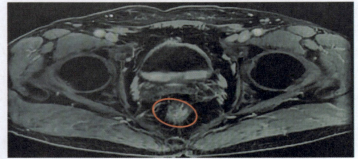

治疗后

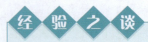

韦先生治疗前后的磁共振检查结果

经验之谈

目前，美国国立综合癌症网络（NCCN）、欧洲肿瘤内科学会（ESMO）指南及我国的《结直肠癌诊治规范》，均推荐局部进展期直肠癌行术前新辅助放化疗。但盆腔照射的同时可能引起直肠炎、腹泻、大便失禁、性功能障碍等急慢性并发症。此外，放疗引起的局部组织炎症纤维化，会使术中组织层次难以辨认，大大增加了手术难度。据文献报道，术前单纯化疗虽不能有效提高pCR，但可保证较好生存获益。

目前，确定单纯FOLFOX新辅助化疗是否可在不影响患者远期预后的同时避免放疗不良反应的研究正在进行中，最终试验结果或可为单纯化疗的可行性及有效性提供更多临床证据。

神奇了，没想到我不仅保住了肛门，肿瘤还被完全消灭了。医生，真是太感谢您了，让我重获新生，我现在又可以继续好好享受退休生活了！"

6. 效果相当不错的免疫治疗

　　54 岁的杨先生是家里的"支柱"，因大便带血就医。医生对其做了肛门指检，发现距肛门 7 厘米的位置可触及一个溃疡型肿块，已环绕肠管 2/3 圈，质地坚硬，且指检退出后指套见血染。随后的系列检验与检查确认，杨先生罹患局部进展期的中低位直肠癌。在医生的细致讲解下，杨先生决定接受新辅助治疗。

　　在治疗前，医生通过经肛门直肠肿瘤活检，获得了直肠肿瘤组织，并做了基因检测，结果显示 *ERBB2* 和 *NTRK1* 存在突变，高频微卫星不稳定（MSI–H）。得知基因检测结果后，医生告诉杨先生："你得了直肠癌确实是不幸的，但是同时你也是幸运的，你的基因检测结果显示你的肿瘤属于微卫星高度不稳定，这种基因特征在直肠癌里是极少数的，十个患者里面可能只有一个是微卫星高度不稳定。这个检测结果提示你可以使用免疫治疗，而且大部分这样的患者治疗效果相当不错。"闻言，杨先生明显情绪放松，重拾对抗直肠肿瘤的信心。

　　针对杨先生，医生为其制订了 XELOX 化疗 +PD1 抗体免疫治疗的新辅助治疗方案。在接受 3 个疗程的新辅助治疗后，杨先生复查时，肛门指检仅触及瘢痕样病灶，未见明显肿块。直肠增强磁共振结果提示，cT0N0M0，MRF（–），EMVI（–），未找到肿瘤。杨先生随即接受机器人辅助低位直肠前切除术 + 全直肠系膜切除术，术后病理显示，直肠肿瘤区仅见黏液，未查见肿瘤细胞，所有淋巴结未见肿瘤转移，肿瘤达到了完全退缩。

术后随访的时候杨先生开玩笑说："我真的算得上是直肠癌患者里的幸运儿。"

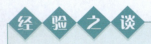

错配修复蛋白缺陷或微卫星高度不稳定的结直肠癌是一种特殊类型的肠癌，仅占总体的 10%～15%。目前，有多项研究表明，错配修复蛋白缺陷或微卫星高度不稳定局部进展期结直肠癌通过免疫治疗后，不仅能获得显著的近期疗效，而且也显著提高了远期生存时间，同时还能更好地保全器官功能，部分患者可以达到肿瘤完全缓解。

7. 肾移植术后结肠癌患者重获新生

71 岁的黄老伯在 30 余年前因肾功能衰竭接受肾移植手术。术后长期服用抗排异药物和激素，日常生活与常人无异。但由于长期的药物使用，加之年龄增大使脏器负担加重。近年来，黄老伯复查时，血肌酐浓度再次升高，被诊断为移植肾功能不全。

近 1 周来，黄老伯出现大便性状改变并伴有进食后腹痛的症状。经腹部增强 CT 检查，发现其升结肠存在占位性病变，并伴有肠套叠，考虑罹患结肠癌，且伴有不完全性肠梗阻。面对这消息，黄老伯想道："自己已经七十来岁了，又接受过肾移植，还有高血压、动脉硬化等一堆毛病，如果再做一次手术，身体能不能吃得消？"情绪有些崩溃，心理负担很大。

黄老伯及其家人遂寻求医生的帮助。在仔细询问病情、进行详尽的体格检查并分析检查报告后，医生表示："经过初步评估，我认为患者的肿瘤目前具备根治性切除的条件。但作为外科医生，我们不仅要考虑手术本身，更要全力保护患者围手术期移植肾的功能，确保患者术后顺利恢复，平稳出院。请放心，我们团队将仔细评估并制订最优化的治疗方案，为患者提供全面保障。"黄老伯一家在听完医生的耐心解释后，终于放下心来，决定入院接受手术治疗。

入院后，医生对黄老伯进行了更为深入的手术前评估。除移植肾功能不全、高血压、动脉硬化外，还发现了贫血、低蛋白血症、血小板减少等合并症，这些均对围手术期安全构成威胁。针对黄老伯复杂的病情，多位科室的专家进行了周密的术前讨论。在充分考虑患者移植肾的功能及术后可能的肾损伤风险后，团队决定采用机器人辅助的右半结肠切除微创手术方案，并精心设计了围手术期处理措施，包括合理的营养支持与精确的抗排异药物调控。在医生向黄老伯及其家属详细介绍整体治疗方案及医疗团队后，经慎重考虑，黄老伯一家同意接受手术治疗。

经过数日的术前准备，黄老伯的身体状况达到了相对适宜手术的状态。手术当天，在多学科的紧密协作下，机器人结肠癌根治切除、淋巴清扫及消化道重建手术在两个小时内顺利完成，术中出血量仅为30毫升。

在快速康复外科理念指引下，多学科团队还为患者在术前、术中和术后采用了多模式镇痛方案，显著减轻了患者的疼痛及手术应激反应。术后第一天，黄老伯便能饮水并下床活动，这有效预防了下肢静脉血栓和肺部感染的发生，并促进了胃肠功能的恢复及精神心理状态的改善。术后第7天，黄老伯顺利拔除腹腔引流管并康复出院。医生凭借精准的术前评估、高超的微创手术技术及精湛的围手术期管理，成功为黄老伯保驾护航，延长了其生命。

"我一开始知道病情的时候感到焦虑、无助，你们手术前给我精心制订的方案和耐心的解释给了我很大的信心，我现在恢复得很好。"黄老伯在术后随访时握着医生的手说："非常感谢你们，是你们的专业和细心给予了我们患者满满的安全感。"

经 验 之 谈

　　据文献报道，器官移植术后的患者因长期处于免疫抑制状态，其恶性肿瘤的发病风险较普通人群高出 2～4 倍。因此，接受过器官移植的患者需加强相关疾病的监测。同时，由于这些患者长期服用免疫抑制药物，其器官功能较弱、组织愈合能力较差，若需施行手术，围手术期发生各种并发症的风险会显著增加。

8. 单孔镜现解决肠癌难题

　　2021 年 7 月，上海首例第四代达芬奇机器人辅助单孔结直肠癌根治术开展。作为第一例接受手术的患者，王老伯术后感觉良好，术后第一天上午，王老伯便可下床活动、进食流质饮食和自行排尿，并在第 5 天顺利康复出院。然而在手术的半个月前，73 岁的王老伯还在为当地医生一句"需要在腹部开一个 10～15 厘米的大切口进行肿瘤切除"的说法寝食难安。

　　2021 年 6 月，家住江苏的王老伯因大便长期带血，于当地医院接受肠镜检查后被诊断为直肠恶性肿瘤。医生指出，由于肿瘤位于直肠上段和乙状结肠交界处，占据肠腔直径的 2/3，必须尽早进行手术切除。但是，开放性手术的大切口让王老伯一家望而却步，"老人家年纪大了，不想让他遭罪，但是手术又不得不做，这使我们犯了难。"王老伯的儿子经过多方咨询后，决定陪同父亲前往上海三甲医院的胃肠外科寻求治疗。

　　在经过全方位的检查后，王老伯直肠恶性肿瘤的诊断得以明确，手术切除成为其获取长期生存机会的关键。然而，传统开放性手术常因大切口导致术后疼痛明显，进而可能诱发肺炎、肠粘连、深静脉血栓等一系列问题。不同于开放性的大切口，也不同于常规腹腔镜手术的多切口，第四代达芬奇机器人辅助单孔结直肠癌根治术只需在患者脐部切开一个4厘米的口子。在保证手术质量的同时，也能极大减轻患者痛感，加速患者康复，减少术后并发症和住院时间。

　　为制订更完善精准的手术方案，术前医生针对王老伯的病情组织了多学科讨论，在与患者及其家属充分沟通后达成一致共识——行第四代达芬奇机器人辅助单孔结直肠癌根治术。手术当天，在麻醉科、手术室的通力配合下，手术团队顺利实施达芬奇机器人辅助单孔直肠癌根治术，术中几乎无出血，解剖更精准，创伤更微小，标本切除完整。

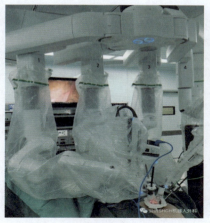
达芬奇机器人手术系统

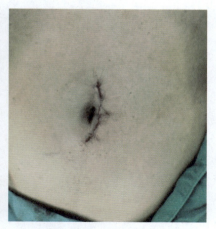
机器人单孔手术的腹部切口

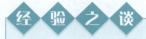

　　研究结果表明，与传统机器人手术相比，单孔机器人直肠癌根治术的装机时间显著减少，术后首次排气时间提前，且在手术清扫范围和手术安全性上效果相当。